高等中医药院校通识教育系列教材

中医药文化通论

主编 禄保平 王海莉

郑州大学出版社

图书在版编目(CIP)数据

中医药文化通论/禄保平,王海莉主编. — 郑州：郑州大学出版社,2022.6
ISBN 978-7-5645-8485-6

Ⅰ.①中… Ⅱ.①禄…②王… Ⅲ.①中国医药学-文化 Ⅳ.①R2-05

中国版本图书馆 CIP 数据核字(2021)第 279788 号

中医药文化通论
ZHONGYIYAO WENHUA TONGLUN

策划编辑	陈文静	封面设计	苏永生
责任编辑	薛 晗	版式设计	凌 青
责任校对	刘 莉	责任监制	凌 青 李瑞卿
出版发行	郑州大学出版社	地　　址	郑州市大学路40号(450052)
出 版 人	孙保营	网　　址	http://www.zzup.cn
经　　销	全国新华书店	发行电话	0371-66966070
印　　刷	河南文华印务有限公司		
开　　本	787 mm×1 092 mm　1 / 16		
印　　张	12.5	字　　数	261 千字
版　　次	2022 年 6 月第 1 版	印　　次	2022 年 6 月第 1 次印刷
书　　号	ISBN 978-7-5645-8485-6	定　　价	39.00 元

本书如有印装质量问题,请与本社联系调换。

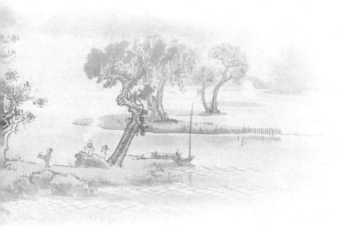

编委会

主　审　王庆宪（河南中医药大学）
主　编　禄保平（河南中医药大学）
　　　　王海莉（河南中医药大学）
副主编　曹　猛（河南中医药大学）
　　　　巴明玉（河南中医药大学第一附属医院）
　　　　卢　旻（河南中医药大学）
　　　　陈德炤（河南医学高等专科学校）
编　委　（以姓氏笔画为序）
　　　　王举静（河南中医药大学）
　　　　孙河龙（河南中医药大学）
　　　　闵远骞（河南中医药大学）
　　　　陈晓乐（河南中医药大学第二附属医院）
　　　　范普雨（河南中医药大学第三附属医院）
　　　　林永青（河南中医药大学）
　　　　程开艳（河南中医药大学）
　　　　樊　香（河南中医药大学）

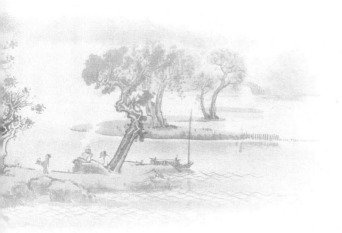

前言

  中医药院校是培养传承传统中医药学、能运用中国传统文化知识来认识和解决人的健康和疾病问题专门人才的高等学府,也是传播中医药文化的圣地。走进中医药院校的莘莘学子,不论是学习中医药学类专业,还是学习与中医药相关的专业,都应当熟悉、理解或了解中医药文化。

  但是,以中医药学为核心的中医药文化属于中国古代科学文化的范畴,是中国传统文化的一部分。走进中医药院校的学子们,是刚刚走出中学校门的学生,他们在中学阶段打下的是现代科学文化基础,自身又处在现代科学文化环境之中。这种巨大的文化反差,是中医药学类专业大学生学习中医药学的无形障碍,也是中医药相关专业学子熟悉或了解中医药相关理论、理念和知识的巨大阻力。

  我们编写本教材的宗旨正是为中医药院校的学子引路,从文化的视角而不是从专业的层面,为他们架起一座从现代科学文化通向中国传统文化及传统中医药文化的桥梁。

  抗击疾病和寻求健康,是人类从启蒙主动认识客观世界时就开始的社会实践。早在进入文明时代以前,智慧的中华民族就开始了展现具有中华文化特色的祛病防病的思考与行动。有思考、有行动就是在创造和利用文化,中医药文化就是在中国传统文化环境中、在运用中国传统文化知识认识和解决人的健康和疾病问题的实践中,创造、利用和传承至今的优秀文化。

  如何从文化的层面为走进中医药学府的学子搭建一座从现代通向中国古代的桥梁,是我们思考和探索多年的问题,也是我们多年来的愿望。我们在认真总结多年来中医药和相关专业教学经验的基础上,经过严密构思和精心撰写,终于完成了这本教材。限于编者的能力水平,本教材难免有不妥和不足之处,诚望各位同仁批评指正。

编者

2021 年 12 月

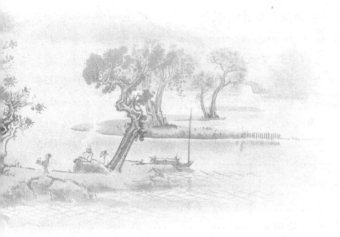

目录

第一章 中医药文化概述 …… 001
  第一节 中医药文化的概念、范畴及通识教育 …… 001
    一、文化的基本含义 …… 001
    二、中医药文化 …… 004
    三、中医药文化通识教育 …… 010
  第二节 中医药文化通识教育的对象和意义 …… 012
    一、中医药文化通识教育的对象 …… 012
    二、中医药文化通识教育的意义 …… 014
  第三节 中医药文化通识教育的内容和方法 …… 015
    一、中医药文化通识教育的内容 …… 015
    二、中医药文化通识教育的方法 …… 016

第二章 中医药文化的魅力与自信 …… 018
  第一节 以高度的中医药文化自信从事中医药事业 …… 019
    一、中医药事业是践行中国传统文化的圣地 …… 019
    二、中医药文化自信 …… 020
    三、中医药文化自信是坚守中医药传统的思想基础 …… 021
    四、中医药文化自信是弘扬中医药特色的心理动力 …… 022
  第二节 以坚定的中医药文化自觉传承中医药学 …… 024
    一、中医药教育的基本特征 …… 024
    二、中医药教学的艰难性 …… 025
    三、坚持文化自觉是传承中医药学的基本保证 …… 026
  第三节 以优秀的健康文化引导国民健康行动 …… 028
    一、全民性的文化现象 …… 028
    二、以优秀文化引领国民健康文化的发展方向 …… 030
    三、中医药文化在国民健康事业中的优势 …… 030

  四、国民健康文化活动的引领者 …………………………………………… 031
 第四节 以中医药文化研究促进社会健康文化的理性发展 …………………… 032
  一、什么是中医药文化的理性发展 …………………………………………… 032
  二、社会健康事业需要中医药文化的理性发展 …………………………… 032
  三、中医药文化的文化学研究助力中医药文化的理性发展 …………… 034

第三章 中医药文化、中医药人和中医药学 ………………………………… 035
 第一节 人类文化和中医药文化的起源与发展 …………………………………… 035
  一、人类文化的起源与发展 …………………………………………………… 035
  二、中医药文化的起源与发展 ………………………………………………… 040
 第二节 中医药文化与中医药人 ……………………………………………………… 047
  一、中医药人是创造和践行中医药文化的主体 …………………………… 047
  二、中医药人是传承中医药文化的专业群体 ……………………………… 052
  三、中医药人是引领社会健康文化发展的主力军 ………………………… 054
 第三节 中医药学是中医药文化的核心 ……………………………………………… 058
  一、中医药学是专业性中医药文化 …………………………………………… 058
  二、中医药学是中医药文化的主体形式 …………………………………… 061
  三、中医药文化真实地反映着中医药人的医学实践 …………………… 063

第四章 中医药学的理论和技术 …………………………………………………… 065
 第一节 中医药学的基本理论 …………………………………………………………… 065
  一、中医基础性理论 ……………………………………………………………… 065
  二、中医学方法性理论 …………………………………………………………… 068
  三、中医学的其他重要理念 …………………………………………………… 070
 第二节 中医药学的应用性理论 ……………………………………………………… 072
  一、中医临床理论 ………………………………………………………………… 072
  二、中药、方剂理论 ……………………………………………………………… 074
  三、历代中医学术思想 …………………………………………………………… 076
 第三节 中医学的技术体系 ……………………………………………………………… 078
  一、中医临床诊断技术 …………………………………………………………… 079
  二、中医临床治疗技术 …………………………………………………………… 080

第五章 中医药学的科学实质和文化本质 …………………………………… 082
 第一节 中医药学的科学实质 ………………………………………………………… 082
  一、中医药学的科学本质 ………………………………………………………… 082
  二、中医药学的科学基础 ………………………………………………………… 085
  三、中医药学的认知之路 ………………………………………………………… 086
  四、形象思维为主导的认知模式 …………………………………………… 088
 第二节 中医药学的文化本质 ………………………………………………………… 090
  一、中医药学的文化属性 ………………………………………………………… 090
  二、中医药学的文化形态 ………………………………………………………… 092

  第三节　中医药学的文化特点 …………………………………… 095
    一、中医药学的文化和社会基础 ………………………………… 095
    二、中医药学理论的文化特点 …………………………………… 097
    三、中医药学的实践特点 ………………………………………… 100

第六章　中医药文化根植于中国传统文化　103
  第一节　在中国传统文化的土壤中萌发 ………………………… 103
    一、中华文化的初始状态 ………………………………………… 103
    二、从中华文化独立出来的中医药文化 ………………………… 107
  第二节　在中国传统文化的环境中形成和发展 ………………… 109
    一、第一个文化盛期与中国传统文化 …………………………… 109
    二、在中国传统文化环境中形成的中医学 ……………………… 113
    三、中医药文化的中国传统文化特征 …………………………… 115
  第三节　最具活力的中国传统文化 ……………………………… 117
    一、中医药文化在中国传统文化中的地位 ……………………… 117
    二、中医药文化在中国传统文化发展中的作用 ………………… 121

第七章　中西医药文化的殊途异道　125
  第一节　人类文化的起源与中西文化的源头 …………………… 125
    一、人类的原始文化 ……………………………………………… 125
    二、人类精神文化启蒙与中西文化分化的萌芽 ………………… 130
    三、中西文化的源头 ……………………………………………… 135
  第二节　中西文化的分道扬镳 …………………………………… 136
    一、中西文化的共存与碰撞 ……………………………………… 137
    二、西方文化发展的走向 ………………………………………… 138
    三、中国传统文化发展的走向 …………………………………… 140
  第三节　中西医药文化的同题异路 ……………………………… 142
    一、共同的人体生命健康之题 …………………………………… 142
    二、不同的人体观和人体生命观 ………………………………… 144
    三、不同的疾病观 ………………………………………………… 146

第八章　中医药健康文化　149
  第一节　中医药文化的健康理念 ………………………………… 149
    一、健康行动理念 ………………………………………………… 149
    二、防病强身信念 ………………………………………………… 151
  第二节　保持健康身体的己律与注意 …………………………… 152
    一、管住嘴 ………………………………………………………… 152
    二、迈开腿 ………………………………………………………… 153
    三、心莫累 ………………………………………………………… 155
    四、保持健康身体的注意事项 …………………………………… 156

第九章 中华医德文化 ... 170
第一节 中华美德的集中体现 ... 170
一、中华美德的重要组成部分 ... 170
二、中华医德的文化渊源 ... 171
三、中华美德的践行者 ... 172
第二节 中华医德的优秀特质 ... 173
一、仁爱精神 ... 173
二、尊重生命 ... 173
三、为人师表 ... 174
第三节 中华医德的重要理念 ... 175
一、以人为本 ... 175
二、不为名利 ... 175
三、普同一等 ... 176
四、不辞辛苦 ... 177

第十章 中医药文化的未来使命 ... 180
第一节 人类的健康事业需要多种文化 ... 180
一、人类健康事业的发展方向 ... 180
二、人类对人体的认识还知之甚少 ... 181
三、充分利用各种健康文化 ... 183
第二节 中医药文化的生命活力 ... 184
一、实践证明的优秀健康文化 ... 184
二、科学、合理的健康文化 ... 186
三、适应时代需要的健康文化 ... 187
第三节 在寻求健康的探索中践行中医药文化 ... 188

参考文献 ... 190

第一章 中医药文化概述

中医药文化是中华民族在五千多年抗击疾病和寻求健康的实践中,经过符合人类思维发展规律创造的文化体系,是中华优秀传统文化重要的组成部分,是最具活力的中国传统文化,也是最具代表性的中国传统文化。

中医药文化是我国社会健康事业不可缺少的文化,是我国社会民众健康行动中践行的重要文化体系。

中医药文化是中医药高等教育的重要内容之一,是中医药高校中医药学类专业过渡性通识教育的重要内容,是非中医药类相关专业了解中医药文化的重要知识体系。

第一节 中医药文化的概念、范畴及通识教育

文化,是现在的人们在生活和工作中接触最多、与人的关系最密切、社会交往活动运用频率最高的词语之一;文化与人类同生共存,文化被人类所创造又服务于人类;文化活动是人类活动的基本形式之一。本节将从文化的含义、表现形式及文化的分类讨论中医药文化;从文化的本质、特点和发展规律探索与中医教育的关系。

一、文化的基本含义

人人都在用"文化"这个词,时时刻刻在接触"文化",但"文化"是什么?它有什么含义?是怎样发生、发展的?它有怎样的表现形式?又有什么作用?等等,人们却很少思考,作为新时代的大学生应该在入学之初就理解文化的基本含义、了解文化的内容和作用。

1. 文化

"文化",就词义而言,中西方关于"文化"的记载中虽有不同的解释,却有相近的含义。在中国传统文化中,"文"字最早出现在甲骨文中,其含义是文身。中华文明启蒙时,

人们多在日用器皿、劳动工具和生活劳动场所刻上一定的花纹,或表示记事,或装饰美丽,或表达向往等。而在人身上画花纹,一定有其特殊意义,运用具有文身字形的"文"字传达思想时,就被引申为文饰了,"文"字的含义有了美化装饰的释义。"化"字在甲骨文中,左边像正写的"人"字,右边像反写的"人"字,两个"人"字相合而会意,就是美饰的变化,后来又渐渐地被引申为教化。"文化"一词的最早出现,有文献可查的是西汉刘向曾在《说苑·指武》中说:"圣人之治天下也,先文德而后武力。凡武之兴,为不服也,文化不改,然后加诛。"可见,我国古代对"文化"一词的运用主要在文治教化这个范围,这种理解一直沿用到近代。

在西方文化中,"文化"一词源于拉丁文 cultura,其本意为耕种、加工、照料、栽培,古典拉丁语中,通常在农业劳动方面运用这一词语。在其后的文化交流中,被引申为培养、教育、训练、发展等意义。今天常用的"文化"一词,其意义已经不同于古代的中国和西方,如常说的"世界文化""中国文化""西方文化""科学文化""艺术文化",还有"服饰文化""饮食文化""酒文化"等,都已经不是指"教化"或"耕种"了。

关于"文化"的内涵,到目前还没有一个公认的、拥有严格内涵和明确外延的定义,而关于什么是"文化"的表述,众说不一。在中国有十多种解释,在西方则多达一百七十多种。有的认为"文化"是"理性的实体""理想的类型""社会的遗传""行为方式的总和";有的认为是"民族精神的体现""人的能力增长"等。可以说,"文化"是一个人们都熟悉却又难以确定内涵的概念。为了理解的方便,综合各家论述,本节试对"文化"做初步的规定,它应含有以下几个层面的意思。

首先,它是人类智慧的结晶。在人类出现在地球上以前的若干亿年前,地球上本没有文化,是因为人类的大脑思考和在思考条件下进行的劳动一直创造和利用着文化;其次,它是人类创造出来的。文化不是在自然界自动生成的,人对文化的创造和运用,是人区别于动物的一个核心标志,人是文化的主体,只有人类才能创造和利用文化;再次,它的创造和运用都与人的劳动,尤其是大脑的活动分不开。所有文化形式、文化内容,以及关于利用文化的社会活动,都有人类智力活动的参与;最后,文化是人类社会的标志。文化都是社会现象,脱离了人类社会,文化就没有任何意义了。综合上述,文化是人类在认识、适应和利用客观世界的实践中,经过大脑的思维活动所创造和利用的一切物质和精神的总和。

2. 文化的发生和发展

文化是人类的创造。在地球上还没有人生存的时候,地球上本没有文化。至于地球上的文化存在了多少年,从理论上说,自从地球上有了人类的活动,人类就开始创造文化了。人类创造文化的根本动力是为生存而进行的社会实践,如寻找食物、打猎、躲避各种伤害等;还有享受食物的美味、享受冬天的阳光、享受盛夏的阴凉等。正是因为有了伤害和享受,才使远古时代的原始人开始有了思考,并以思考结果的认知支配自己的行为。

当这种活动在人们的劳动、生活和思考中反复了多次,以个体为单位的劳动和思考者,开始将他们的思考和想法通过一定的形式、借助一定的载体传递给他人,他人再传递给更多的人。这其中所传递的内容就是文化。

人类从类人猿到人,从不会创造文化到创造、传递和利用文化,说明人类当时已经延长了记忆时间,大脑的思考活动也活跃起来了,并且掌握了利用表情、动作传递大脑意识的能力。

人类的文化经历了从无到有,从简单到复杂的发生、发展过程。最初的文化发生、发展的特点是:文化形式相当简单,如为了生存而寻找和保存的劳动工具石头或木棒等;文化内容相当肤浅,如摔开用作打猎的石头等;保存时间相当短暂,如由于记忆时间相当短暂,刚获得的关于"有乌云就可能要下雨"的自然知识,可能第二天就忘了;发展速度相当缓慢,缓慢程度是10以内的加减关系,人类在进入启蒙文化时代以前的几十万年间都没有搞清楚等。随着人类生产力的不断发展,人类生活活动的不断复杂,文化的表现形式也不断变化和发展,其表现形式越来越多样和复杂,其发展速度越来越快。

3. 文化的分类

由于人类文化发展的形式多样性和时间差异性,有必要将文化分门别类区别开来。但是任何事物的分类,必须先确定划分事物类别的标准,事物只有在统一的标准下才能有效划分类别。依据划分文化的不同标准,分别可以划分出若干类的文化。划分文化的标准主要有:可以按文化的基本存在形式划分;可以按文化产生的历史年代划分;可以按文化的形态划分;可以按文化对社会发展的作用方向划分等。以下列举几种划分标准及划分后的归属。

按文化的基本存在形式划分,文化主要有两大类,即物质文化和精神文化。近年来也有人主张划分为三大类,即物质文化、精神文化和制度文化。但也有人认为,制度文化本质上属于精神层面,可归于精神文化一类。物质文化是人类为生存、生活和生产所创造的以物质实体存在及利用的文化形式,如桌、椅、汽车、飞机、房屋、武器等,这类文化的特点是看得见、摸得着、用得上等。精神文化是人类在精神层面对客观世界认识的产物,是以意识形态存在,集合各种意识、观念、思想、知识、理论等精神成果的总和。表现形式有科学、文学、艺术、宗教等。每一种文化形式又可以细分,如科学文化又可划分为自然科学、社会科学和思维科学等。

此外还有多种文化分类的划分标准。如果按历史年代划分,有远古文化、古代文化、近代文化和现代文化等;按产生文化的地域划分,有西方文化、东方文化等;按创造文化的民族划分,我国有汉族文化、西藏藏族文化、蒙古族文化等;按文化对社会发展的作用划分,有先进文化和落后文化之分;按文化的性质划分,有优秀文化和腐朽文化等。中医药文化是以汉族为主的中华民族从距今五千多年以前在中华大地上创造的优秀的传统文化。此外,还有多种划分文化分类的标准,此处不一一赘述。

4. 文化活动

文化是一种有形或无形的存在，但人类创造文化的目的不是用来存放的，而是为了将它运用于新的认知和实践，创造和利用文化的过程是由人们参与的客观活动，因此，文化活动应当属于一种文化形式。目前在关于文化学对文化的研究中，人们很少关注文化活动，其实文化活动是文化现象的重要内容。那么，什么是文化活动？它为什么属于文化现象？为什么要关注文化活动？

所谓文化活动，是指人们在社会实践中创造文化、利用文化、传播文化和践行文化的客观过程，在其过程中有人的参与，有人的思考，有文化的发生、发展迹象，有人与人关于文化的交流，有人们在文化的作用下引起的各种行为等。文化活动体现了人对文化的主体地位；文化活动呈现为既占有时间的一维性，又体现出事物动态的三维性。

我们可以将书籍、思想、理论、定义、概念、定理等文化现象看作静态的文化，而文化现象所引起的人的社会活动，则更为普遍，更为复杂，人们更为需要，并在人们的社会实践中发挥巨大作用。这是一种动态的文化现象。

将文化活动归于"文化"的表现形式，主要有五个方面原因：其一，文化活动是文化现象的重要内容，并且许多文化现象只有通过文化活动才能体现出来；其二，文化活动是人的社会活动的重要内容，在人类的社会交往和人类的社会发展中起着重要作用；其三，文化活动是文化发展中体现人的主观能动性的重要环节；其四，文化活动最能体现文化的社会属性，最能体现人的社会关系；其五，文化活动是体现文化对于人的社会实践活动指导作用的重要方面。综上可见，如果关于文化的分类缺少了文化活动的内容，将是文化研究的重要损失。

二、中医药文化

中医药文化是中华民族在五千多年抗击疾病和寻求健康的实践中，在中国传统文化的环境中，以中国传统文化为知识基础，对大自然、人的生命、人的机体、人的健康、人的疾病等事物的认识及实践过程中，经过复杂的思维所创造和利用的文化体系。

（一）中医药文化的含义

人类的社会实践是多方面的，但抗击疾病和寻求健康的社会活动是仅次于温饱而倍受人们关注的社会实践。我们中华民族早在人类文明时代到来之前数千年间的精神文化启蒙时代，就开始了关于摆脱疾苦的思考和以祛病为目的的动作。经过数千年的思考和实践，我们的祖先积累了大量的实践经验和丰富的思想，当人们将这些思考及实际动作、操作，借助语言或文字传播于社会，并代代相传下来，便成了中医药文化的基本成分。

中医药文化的含义包括以下几层：中医药文化是中华民族创造的文化；是中华民族

在抗击疾病和寻求健康实践基础上的创造;是在古代中国较低的生产力条件下,在中国传统文化的环境中滋生的文化;经过了符合人类思维发展规律的认知过程;创造的文化又被中华民族利用起来服务于人们的健康事业;文化的存在形式有精神的、物质的和技术的。

概而言之,中医药文化是中华民族在中国传统文化的环境中,在抗击疾病和寻求健康的实践中,经过符合人类思维发展规律的认知过程,创造并利用的一切精神和物质的总和。

(二)中医药文化的发生和发展

1. 中医药文化的发生

与具有先进的生产力和严密科学实验的近现代科学不同,中医药文化萌芽于距今一万年前新石器时代早期的人类精神文化启蒙时期,在此之前的若干万年间,我们的祖先虽饱受疾病的折磨,却从不思考如何摆脱或减轻疾苦,任凭病魔的侵害。人类精神文化的启蒙使我们的祖先开始聪明起来,开始了抗击疾病和寻求健康的早期实践及简单的思考,具体表现如下。

其一,最早、最简单的实践是在寻找食物的过程中,发现了少量的药物。其实践过程可能相当复杂或经过漫长的岁月,因为当时的人们是为了充饥才服用的,当人们主动思考食物与疾苦变化的关系时,发现食用某种食物与机体的某些变化可能存在一定的联系,继而有目的地刻意食用某种食物,希望驱除机体的某些不适,当食用后机体的变化与事先的愿望吻合时,人们则将食用某种食物与机体的预料中的变化建立起一定的因果联系。当这种有目的的操作过程重复了多次,又经过人们多次的口耳相传或反复的示范、模仿行动等,最终将食用某种物品和解除某些疾苦建立起一定的因果联系,并成为具有社会性的药物知识元素。

其二,劳动或生活中的某些动作,逐渐形成能解除疾苦的原始治病技术。如劳动过程使用工具时的某些相对固定动作刺激到机体的某个部位,却使机体原来的某些疾苦或不适得到缓解,这样的实践可能经过了几百年的重复,某些思维活跃的人将某种动作与缓解疾苦两个现象联系起来时,就形成了事物发展变化的因果联系。而后人们则有目的地模仿某种刺激机体的动作,得到了希望出现的缓解疾苦的结果,一种操作性解除疾苦的技术元素就形成了。可能又经过若干年的重复,其技术元素就可能成为原始医疗技术的成分。如考古发现的砭石,就是我们的祖先在原始时代长时间运用带棱角的石头打猎时,发现石头刺激过的机体部位与身体的某种疾苦的消失或好转之间的关系,以后经常利用带棱角的石头重复这种动作,并成为社会上多人的治病行为,用于治病的工具及治病技术则成为原始中医药文化的元素。从哲学层面来讲,有方向地寻找事物的因果联系,有目的地操控事物的过程,使我们祖先的思考和干预客观事物的行为具备了社会实践的基本要素。

其三,关于"神农尝百草"的传说,是对我们祖先有目的地认知和运用植物的神化描述。这说明,在人类进入文明时代以前数千年的漫长岁月中,我们的祖先已广泛而持久地进行了战胜疾病、摆脱疾苦的社会实践,聪明者有意寻找可能祛病的物品,也有人可能思考如何使这些物品发挥作用,还有人可能将自己见到的相关现象、用过某种植物的经过或体会在一定的社会环境中传播等。可以说,没有社会成员的广泛参与,就不可能步入滋生一门学科的实践领域。

其四,巫术的盛行为早期医疗性实践提供了广泛而有效的机会和空间。在巫文化时代,巫术盛行于社会,其中有关于"解释"疾苦发生的原因,有表达驱除病魔的愿望,有驱赶疾病的巫语或动作等,其表现形式有祝由、祝禁、占卜、占星、占禁、占筮等,这些希望驱病的语言或动作,是在当时人类思维能力和文化水平极度低下的条件下,我们祖先从事的最原始的医疗性实践。正如有人所说,巫文化是人类古代科技之母。

2. 中医药文化的发展

中医药文化萌发于人类精神文化启蒙时期。在五千多年的史前文化历史长河中,长期生存于中华大地的中华人从来没有停止同疾病的斗争,也从来没有停止对健康的追求,直至距今五千多年以前的中华文明时代到来之时,中华人以中华民族的雄姿屹立在东方世界,中华大地的社会生产力快速发展,社会生活水平不断提高,我们祖先抗击疾病和寻求健康的社会实践与思考逐渐与其他社会实践相分离,社会劳动的分工为中医药文化从社会文化中独立出来提供了主体条件。从五千多年以前到中国文化第一个盛期——即春秋战国时期的两千多年间,致力于抗击疾病和寻求健康的人们一边投身治疗民众疾病的实践,一边深度思考关于人的健康和疾病问题,并纷纷撰文阐述他们对人体、健康和疾病的认知,从不同角度解释与人的生存和生命有关的所有现象,从而出现了中医文化的百家争鸣,为中医学理论体系的形成奠定了文化基础。《黄帝内经》是后来的人们又经历若干年传承、升华和积淀逐渐形成的理论巨著,标志着中医学理论体系的形成。

中医药文化在中国传统文化的环境中得到了充分的发展,不断解决了社会给中医学提出的各种疾病和健康问题,有效保障了我国民众的健康,为中华民族的发展和强盛做出了不可磨灭的贡献。当中国历史进入近代以来,西方医药文化随着西方文化传入中国,使中医药文化的发展出现新的变化,但中医药文化仍然是我国民众健康事业中不可缺少的优秀文化之一。在现代科学文化的环境中,中医药文化以其特有的魅力和智慧,为我国民众乃至全人类的健康事业发挥着特有的作用。

(三) 中医药文化体系

中医药文化的外延是指中医药文化包括的范围,它是由中医药文化内涵的本质所规定的。其内容主要有中医药专业文化、中医药人文文化、中医药伦理文化、中医药社会文化、中医药民俗文化及中医药文化活动等,共同构成中医药文化体系。

1. **中医药专业文化**

中医药专业文化即中医药学。中医药文化是中华民族在关于人体、生命、健康和疾病方面的认知及实践活动中创造的文化,人们在长期的实践中,必然产生了对认识和实践对象的深刻思考,产生关于对象是什么、怎么样和为什么的系统的理性认知,其认知的系统理论和实践体系就是中医药学。中医药学是一个学科群,包括中医基础理论、中医诊断学、中医临床各科、中药学、方剂学等,还包括中医药经典著作。

2. **中医药人文文化**

中医药人文文化是关于历代中医药人从事医药活动的文化。对人体、健康和疾病的认知和实践,是关于人的事业的重要内容,关系到社会每个成员的切身利益,受到全社会每个人的关注。社会上人人都关注和参与的事必然产生人与人、事与事、人与事之间的文化活动,在中国古代这种文化活动中产生的文化即为中医药人文文化。在中国古代社会文化环境中有两类中医药人,一类是专业行医的执业中医药人,他们是一个专业群体,他们的医事、药事活动备受社会的关注,如史书中有许多关于历代名医的记载,社会上流传着许多历代名医的传记等。另一类中医药人并不以行医为职业,但他们当中的不少人对中医医理所阐发的理解和见识,不同程度地丰富了中医药学术思想,这些人是中医药文化的有力传播者。

3. **中医药伦理文化**

中医药伦理文化是中医药文化的重要组成部分。因为医学活动是人对人的社会活动,医者与服务对象存在着复杂的社会关系,如经济利益关系、社会阶层关系、富有贫穷关系、老幼尊卑关系等,在中医药服务中如何处理这些关系,很受社会的关注。中医药文化倡导高尚的医德医风,历代以来出现了许多赞美高尚医德的医事文化作品。

4. **中医药社会文化**

中医药社会文化是中医药文化中涉及人的社会存在和社会关系方面的文化。关于人的健康和疾病的思考和实践,是社会每个成员都关心的事物。在中国古代,上至皇家贵族,中至文人官吏,下至平民百姓,无不关心自我的生命和健康,由此而发生的与社会相关的活动构成了一类社会现象,社会对这一类活动所产生的管理、协调等形成的文化即为中医药社会文化,如历代统治阶层发布的医事、药事制度,各级行政出台的各种行医机构及行医资格的管理等。

5. **中医药民俗文化**

中国传统文化的民俗文化中有许多与人的生活方式、风俗习惯、身体感受有关的内容,这些内容又与人的健康和疾病有着密切的联系,许多民间良好的风俗、习惯、礼仪等,被中医药人吸收,成为引导人们养成良好生活习惯、完善防病强体技艺的民间素材。民俗文化中还有许多防病治病的简单小方、小法，也是中医药民俗文化的重要来源。

6. 中医药文化活动

在中医药文化概念的概括中，我们特别增加了"相关活动"的内容表述，中医药文化活动主要表现在如下几个方面。其一，中医药文化活动是中医药文化现象的重要内容。中医药人的观察和思考，中医药人解释自然、社会、人体、健康和疾病的文化活动是通过人的行为动作完成的，有人的行为动作就表现为活动过程。创造和利用的医理、技术、药物及用品属于中医药文化，其创造和利用过程活动也属于文化现象。其二，文化现象是通过人的活动来体现的，如中医临床活动的望、闻、问、切，中医药人向民众阐释医理或指导健康行动，中医药人向患者讲解疾病发生、发展、治疗及转归的机制等，都是通过人的行为活动或人与人的语言交流活动体现中医药文化现象的。其三，中医药文化活动是社会文化活动的重要内容，正是通过中医专业人员与民众的语言交流和动作协调，才使中医药文化以活的状态展现于社会，才体现出中医药文化的社会属性。中医药文化活动是中医药文化的重要内容，如中医处方书法，中医与患者、健康咨询者的文化交流，中医临床诊治，中医医事、药事礼仪，中医医事服饰等都属于中医药文化活动。

此外，尚有中医药物质文化，即中医药人在中医药活动中所创造的医用工具、教学用的器具等，如宋代的针灸铜人、诊脉用的腕枕、针灸用的银针等，此不专述。

（四）独具特色的中医药文化

中医药文化的基本特点主要体现在以下几个方面：典型的传统文化，鲜明的民族特色，文化的双重属性，有机动态认知观等。

1. 典型的传统文化

在当代世界医学文化体系中，中医药文化鲜明地表现出传统性的特点。首先，中医药文化紧紧地依附于中国传统文化。中医药人对健康和疾病问题的思考，一刻也不能脱离中国传统文化，中国传统文化的知识是中医药人认知的基础；中国传统文化的氛围是中医药人践行中医药文化的环境基础；中国传统文化思维的模式是中医药思维的基本方式。其次，中医药文化是世代相传的文化。中医药文化与中国传统文化同呼吸、共命运，是自萌发以来从未间断过的文化体系。社会内部的口耳相传、家族相传、师徒相传是中医药文化在古代时期的主要传承途径。再次，中医药文化的积淀性特点。中医药文化将勤求古训作为文化传承的重要途径，因为在中医药文化的代代相传中，沉淀给后人的都是经数代人验证的真谛，都是原则，都是浓缩的精华。最后，中医药文化是相对独立的文化体系。中医药文化与其他医学文化相比，表现出相对的独立性，没有表现出明显的时代特色，不能与近代医学文化和现代医学文化相互演绎、相互通释，这是中医药文化的文化本质所决定的。

2. 鲜明的民族特色

中医药文化是以我国汉族为主的民族群创造的健康文化,中医药文化鲜明地表现出汉族的文化特色。首先,中医药文化的载体之一是汉字。汉字是世界文字体系中最为特殊的文化载体,表意性文字的运用是中国文化的特色,也是中医药文化的特色。汉字的表意性特点为中医药文化的保存和传播提供了最适宜的条件,也为中医药人准确表达对事物的理解准备了最合适的工具。其次,汉语言是中医药文化的主要传播工具。汉语言的语法和表述特点在中医药文化中得到充分的体现,特别是隐喻的表达方式和实词活用现象突出地体现了中医药文化的民族特色。再次,中医药文化典型地体现了汉族人的心理特点。汉族人心地善良、追求和谐的心理品质,做事提倡不偏不倚、中庸理念等心理特点,是中医药人认知和处理事物的重要思想基础,中医药文化的许多知识、理论、理念和技术等都充分体现了汉族人的心理趋向和心理特点。最后,中医药文化充分体现了汉族人的认知思维特点。善于从客观事物的外部,借助客观事物在活动过程中表现于外的信息揣摩事物内部的情况,是汉族人认知思维最突出的特点,这一特点被中医药人用来把握人体及其内部结构与功能,成为中医药文化最突出的思维特点。

3. 文化的双重属性

中医药文化具有自然文化和社会文化的双重属性,这一突出的特点是其他医学文化不能相比的优势,也是中医药文化最具科学性、合理性的重要特征。医学本是关于人体研究的学问,近代医学只注重人的自然属性,将人作为一个自然体研究,却忽视了人的社会属性。以中医学为核心的中医药文化既看到了人的自然属性,又特别注重人的社会属性,中医药文化是医学自然文化和医学社会文化的高度有机结合。正是这一特色,使中医药文化牢牢地建立在科学认知的基础上。

4. 有机动态认知观

中医药文化认知的基本观念完全不同于西方医学的构造性自然观。构造性自然观是西方近代自然科学共同遵循的基本认知观念,所谓构造性自然观,有两个基本特征:其一是从自然事物的内部结构认识事物,其二是对自然事物认识所形成的理论具有可演绎的逻辑关系。西方文化的自然科学都是这种构造性自然观认识的产物,西方近代医学乃至现代医学都符合这种认知规律。然而,中国古代的贤哲们没有走上这一步,我们的中华祖先沿着人类精神文化启蒙时的不脱离客观事物形象的认知之路,缓慢地、稳步地一步步走过来,使整个中国古代科学都走上了一条有机动态认知观的道路。中医药人在中国传统文化环境中,与广大中国古代文化人和古代生产、科技人一同走上了这条认知之路。

中医药文化的有机动态认知观主要表现在以下几个方面。其一,中医药文化把认知对象的人看作一个整体活动的人、一个有生命活动的人;其二,中医药人把认知对象的人看作一个具有多种联系的人，与天地的联系，与社会周围人的联系，与个人生存、生活状况的联系等；其三，中医药人是在客观事物及人的动态条件下观察事物的；其四，中医药人主要借助自身的感官，在宏观状态下观察认知事物。

三、中医药文化通识教育

为了阐释中医药文化通识教育的含义，本节从文化通识到中医药文化通识，再到中医药文化通识教育逐渐展开阐述。

1. 文化通识

文化通识是指人们对所关注、所涉及的某种或某些文化领域的了解，其了解是非专业、非职业性的一般了解。

文化通识是一个人的文化素质的重要内容。文化素质是一个人综合素质的重要组成部分，但是世界上的文化内容太多，太复杂，个体的人不可能通晓各种文化，也不必要通晓太多的文化。就一个人的社会活动范围而言，其涉及的有专业、有生活、有爱好，每个领域都涉及文化。个人所从事的具体专业有专业文化；个人所生活的范围内也有生活文化；个人的相关爱好也涉及爱好项目的文化。可见每个人在社会实践中要接触多方面的文化。具体到某一种文化，对甲而言是专业文化，对乙而言可能是生活文化或者是爱好所涉及的文化。

人们对自己所从事的专业领域里的专业文化应当在两个层次认知：第一个层次是掌握，是理解，是深知；第二个层次是在文化层面的通识。就认知的先后顺序而言，应该先在文化层面通识其专业文化的属性及与其他文化的关系，而后再进行专业文化的深入理解。

有些文化虽然不属于个人所从事专业的文化领域，却与本人的生活或爱好相关，则属于通识文化的范围。文化通识是指在文化层面的一般了解和驾驭，目的是熟悉这个领域的一般知识、理念、理论的要点，使这些文化所含的知识、理念与客观事物建立起必然的联系，最终的目的是通过相关文化的通识教育，使受教育者在社会实践面前获得较多的自由。

2. 中医药文化通识

中医药文化通识是指在文化层面了解中医药文化，了解中医药文化的文化本质、属性，了解中医药文化的发生、发展概况，将中医药文化作为一个文化体系进行概括性地了解。本文所讨论的中医药文化通识，一是指非中医药专业人员对中医药文化的了解，二是指中医药专业人员不仅应在专业层面掌握中医药学，还应在文化层面了解中医药文化。其目的是使专业者在文化层面展现中医药文化的自信和魅力，引领社会健康事业的发展方向,在专业层面服务于社会民众的健康事业。

非中医药专业者对中医药文化的了解是非专业性、非职业性的。了解的目的是体会中华优秀文化在人的健康领域里的具体体现;体会中华民族抗击疾病和寻求健康的智慧,汲取其中的健康理念、知识和技能;了解中医药文化的内容主要有什么,中医药文化是一种关于什么的文化,其文化属性是什么;了解它是中华民族在什么社会生产力条件下和经济基础上产生的文化;了解它与中国传统文化有什么关系等。

通识中医药文化的途径主要有接受教育和自主学习两种。接受教育的方式有在校课堂教学和教材资料学习;自主学习的方式是学习者根据自己感兴趣的方向选择有关中医药文化的资料,以阅读为主达到通识中医药文化的目的。

3. 中医药文化通识教育

中医药文化通识教育是现代教育的一种形式,具有以下性质和特点。

其一,与中医专业教育不同。中医专业教育的教学内容是中医药学,教育目的是培养主要运用中国传统文化的知识,认识和解决健康及疾病问题的中医药学专门人才。

其二,是一种普及性文化教育,是使受教育者获得一种与自身健康具有直接关系的知识、理念和基本技能的文化体系。拥有一个健康的身体是每个人的愿望,每个人的健康又是我国社会健康的组成部分。因此,关心自我健康,了解关于健康的文化,获得如何使自身健康的知识和技能,是每一个人接受中医药文化通识教育的心理需求。

其三,是以传播中医药文化为主要内容的文化教育。对于处在求知高峰阶段的大学生而言,借助通识教育的形式提高自我文化素质是接受教育的重要途径,中医药文化通识是通识教育不可缺少的内容。

其四,是非专业性提高人的综合文化素质的教育。专业性中医药文化是指中医药学,非专业性的教育主要在文化的层面拓展人的知识面,使个体的知识结构趋于合理化。

其五,是弘扬中华优秀文化,树立中华文化自信,对大学生进行传统文化教育的重要组成部分。中医药文化是中华民族优秀传统文化的重要组成部分,是活的中国传统文化,对大学生进行中医药文化通识教育是激发中华民族自豪感,凝聚中华文化信念的重要举措。

第二节　中医药文化通识教育的对象和意义

一、中医药文化通识教育的对象

从中医药高校走出校门的大学生，都应当不同程度地了解、理解和掌握中医药文化。中医药文化通识教育的对象包括三类：一是中医药高校里的非中医药学专业的大学生，即相关专业的大学生，由于相关专业中的不同专业与中医药学专业的相关程度不同，中医药文化通识教育的方式也不同；二是现代医药学专业的大学生；三是中医药学类专业的大学生，这类学生在进行专业教育之前也应当有一个文化过渡性教育，即中医药文化通识性导入。

1. 非中医药类专业在校大学生

中医药高校的非中医药类专业主要有经济、管理类的市场营销、公共事业管理、医学心理学等；计算机类的计算机信息管理、计算机科学与技术、软件工程等；外语类的英语专业、对外汉语教育等。在中医药高校就读这几类专业的大学生是中医药文化通识教育的重要对象。这类学生中的大多数在高招报志愿时，其专业目标是中医药类，因为种种原因没能进入目标专业学习，他们都有了解中医药文化的愿望，因此接受中医药文化通识教育的心理需求比较强烈。这是开展中医药文化通识教育的客观基础。

对这类大学生进行中医药文化通识教育的必要性主要体现在以下几个方面。首先，未来专业工作的需要。中医药高校的非中医药类专业，在培养目标的定位时，就从不同角度设定了与中医药事业有一定联系，有关系就有必要了解中医药文化，因为只有在一定程度上了解中医药事业及其文化，才能在未来的专业实践中发挥中医药文化的作用。假设一个英语专业学生毕业后被聘去美国，到中国人开的中医诊所当翻译，没有中医药文化基础是难以胜任的；又如中医医院也需要懂中医药文化的计算机专业人员；再如公共事业管理专业学生毕业被分配到卫生行政机关管理中医医疗工作等。其次，弘扬和传播中医药文化的需要。中医药院校毕业的学生的学历就是某种意义上的中医药文化符号，不论其从事什么行业，或者在日常生活活动中，只要涉及中医药事业，涉及人的健康与疾病问题，周围的人们必然将目光投向载有中医药文化符号者，此时正是向社会传播中医药文化的最好机会，也是践行中华优秀文化的最佳时刻。再次，保持自我身体健康的需要。我国的"健康中国行"需要人人参与，欲有效保持自我身心的健康状态，就要主动获取有关健康文化。中医药文化就是优秀的健康文化之一，身在中医药文化环境中，充分利用校园里的中医药文化条件，是自我进行中医药文化通识教育的最好途径。

2. 医药类专业在校大学生

中医药高校开设有临床医学(西医)专业、中西医结合专业、药学专业等，这些专业的大学生身在中医药大学，完全不接触中医药文化是不可能的，他们应当接受中医药文化的通识教育。其必要性主要表现在以下几个方面。其一，在我国国内从事现代医学活动，不可能不接触中医药，因为西医药目前还不能解决所有的健康问题，对于这些问题，中医药可能有其独特的解决办法，即中医药可能在许多情况下补充西医药的不足。中医药可以在医学实践过程中与西医药互补，但怎样与中医药有机结合，则必须了解中医药文化，甚至需要掌握相关的中医药学。其二，中医药文化是中华民族原创的医药文化，从历史的角度看，我们民族的中医药文化已有五千多年之久，相对于仅有六百多年发展历史的西方近代医药学体系，至少在抗击疾病和寻求健康的经验方面要丰富于西医药。其三，中医药文化认识和解决健康及疾病的思维方式可以弥补西医药文化认知的局限性，因为中医药文化多从自然、生命、健康和疾病的整体动态功能来认知事物。其四，中药的不良反应远远小于化学药品，因此在治疗疾病和调理机体恢复健康的过程中尽量运用天然药品等。中医药文化的优势决定着医药类专业学生通识中医药文化的必要性。

3. 中医药类专业在校大学生

目前的中医药类专业教育是学生从高中毕业进入中医药高校，便直接进入中医药学的专业学习，但是学生在中学阶段接受的是以现代科学文化为主体的文化体系，打下的是现代科学文化基础，突然进入一个陌生而古老的文化氛围，犹如掉进了两千多年以前的文化深坑，一切都是陌生的，常常连字都认不全，更不可思议的是在现代文化里常用的语词，怎么在这里不是原来的含义了，等等。中医药类专业的大学生所出现的学习困惑，并不只表现于个别学生的个别学习环节，而是普遍存在于大多数的学生之中。究其原因，一个重要的因素是文化的反差。进入中医药院校以前，学的是从西方近代科学文化发展而来的现代科学文化，现在所处的文化环境也是现代科学，学生们已习惯于现代科学文化的思维模式，而要接受的却是距今两千多年以前的古代文化。这样的文化反差如果没有一个在文化层面的接轨，没有一个从现代科学文化向中国传统文化、传统中医药文化的过渡，是难以真正学好传统中医药学的。

解决这个问题的一个重要途径就是在对中医药学类专业学生进行专业教育之前，先实施中医药文化通识教育，使学生们初步获得一些驾驭中西文化、古今文化的能力之后，再转为专业教育。

综上所述，同样是中医药文化通识教育，因接受教育对象专业性质的不同，对其实施教育内容的深度和方式也应不同。对中医药类专业学生设定的不是"了解和知道"的目标，而是"理解和掌握"的要求，不仅要知道中医药文化"是什么"，更要理解中医药文化的"为什么"。

二、中医药文化通识教育的意义

中医药文化是中国传统文化的优秀代表，对在高校就读的大学生进行中医药文化通识教育，具有十分重要的意义。

1. 弘扬中华民族优秀文化

中华民族拥有五千多年的文明史，早在距今近万年以前的人类精神文化启蒙时期，我们的祖先就已经开始了主动认识客观世界的思考；在长达五千多年的史前文化时期，我们的祖先就已经创造了丰富多彩的史前文化，如图腾崇拜、神话传说和巫术等，为后来中华民族体系的逐渐形成、中华文明时代的到来打下了文化基础。

大约距今五千多年以前，中华民族已经进入文明时代。中华优秀文化的标志性符号是汉字。中华民族在全人类文化发展史上首先创造了表意性文字，并在认识和记载文化的实践中逐渐发展成汉字体系；中华优秀文化的核心是人本主义精神，人是世界上最宝贵的财富，构建和谐社会是中国文化的重要体现；中华优秀文化的自然观是人与天地相应，人类的活动必须遵循大自然的规律；中华优秀文化的基本认知理念是有机动态整体观。

中医药文化生动而全面地体会着中华优秀文化，学习和践行中医药文化，就是以实际行动弘扬中华优秀文化。

2. 传播中华健康文化

人类在地球上出现的历史有七十万至一百万年，人类的机体是从动物进化来的，动物是生物体的高级形式，由此算来，人类的机体是经过了至少数亿年的进化而成的，是地球上最高级、最严密的生命有机体，而人类对人体有目的的认识才有将近一万年的历史。到目前为止，人类对人体的认知还很肤浅，人类在追求健康的征途中需要多种文化。中医药文化是经过数千年实践验证的优秀健康文化，向中外社会的民众传播中医药健康文化，是每个走出中医药高校大门学子的光荣使命。

3. 提高受教育者的文化素养

一个人的文化素养需要多种文化的有机组合，中医药文化虽不属于必须具备的文化，却是展现一个人文化素养的重要方面。中医药文化通识教育为受教育者架起一座通向中医药文化的桥梁，使人们在感受中医药抗击疾病和追求健康智慧的同时，接受到优秀文化素养的教育。

4. 发挥中医药文化基地作用的重要举措

中医药高校是中医药文化的殿堂，是弘扬和传播中医药文化的基地，将中医药高校人才资源和文化资源转化为传播中医药文化的行动，利用通识文化教育的形式，对在校大学生进行文化素质教育，是发挥中医药文化基地作用的重要举措。

第三节　中医药文化通识教育的内容和方法

一、中医药文化通识教育的内容

中医药文化通识教育的内容有通识内容和特别内容，通识内容是指中医药文化通识教育适宜于各类对象应当了解的内容，特别内容是指针对特殊对象增加的特别内容。

1. 中医药文化通识教育的通识内容

中医药文化通识教育的通识内容主要有中医药文化通识教育的概述；中医药文化的魅力与自信；中医药文化与中医药人；中医药学理论和技术的简要介绍；中医药文化的科学本质和文化特点；中医药文化与中国传统文化内在的联系；中西医药文化的本质区别；中医药健康文化；中华医德文化；中医药文化走向的未来展望等。

中医药文化通识教育概述，主要在于引导学生认识这是一门什么样的知识体系，它与专业教育及未来的事业有什么关系，为什么要进行这种教育及怎样学习这门课等。意在引起学生们的兴趣，激发学生们的学习热情。

中医药文化的魅力与自信，在于引导学生认识中医药文化的优秀本质，体会中医药文化在中华民族发展中的积极作用，培养和凝聚学生的中医药文化自信。

中医药文化与中医药人，意在引导学生寻找中华民族在抗击疾病和寻求健康的实践中，古代中医在中国传统文化的环境中怎样创造了中医药学和中医药文化；并介绍中医药文化体系。

中医药学理论与技术的简要介绍，主要是使受教育者了解中医药学理论体系和主要内容，了解中医学关于医药的基本观念和理念，了解中医药人是怎样诊病和治病的。

中医药文化的科学性是人们非常关注的问题，一百多年以来，中医药学不断受到不理解中医药文化人们的质疑。有必要向受教育者说明中医药文化是中国人创造的古代科学，也经过了符合人类思维发展规律的认知过程，并说明其科学性的依据；中医药文化的文化特点是本教育的重要内容，应详细阐明中医药文化所具有的自然科学文化和社会科学文化的双重文化属性及其文化特点。

中医药文化与中国传统文化的关系是本教育的核心内容，要阐明中医药文化是怎样在中华文化的土壤中萌发的，怎样在中国传统文化的环境中形成了完整的体系，在中国传统文化的盛期得到了怎样的发展；当西方医药文化随着西方文化传入我国后，中医药文化是怎样顽强生存的；中医药文化在中国传统文化发展中的作用，以及在中国传统文化中的地位等。

阐明中医药文化的本质和特点，必须将中医药文化与西方近代医药文化及现代医药文化进行文化层面的对比性阐述，分别从中西医药文化的基础文化和文化环境阐明各自的发展轨迹；阐明各自对大自然、人体、生命、健康、疾病的认知理念，比较两者之间的异同，阐明为什么对同一个医学问题，中西医药文化却形成两种医药文化体系的文化根源和认知根源。

中医药健康文化是中医药文化的特色，主要阐述在抗击疾病和寻求健康的实践中，古代中国人表现出了怎样的智慧，其智慧产生的文化根源是什么；中医药文化对人的生命是怎样认知的，人应当怎样尽可能长时间地保持健康的身体；常用的保健方法有哪些等。

中华医德文化是中医药文化的重要组成部分，古代中医药人在从事中医药活动中非常注重自己的言行举止，他们愿天下人都健康，他们从不以医药谋私利，他们以救死扶伤为基本道义，他们所表现的高尚情操是现代医药从业人员的榜样。展现古代中医药人高尚医药道德行迹，感受中医药文化济世为民的崇高精神，是本教育的义务和责任。

现代科学正在高速发展，传统的中医药文化能否在未来科学发展的文化环境中继续保持活力？本教育可以正面回答这个问题。人类的机体是大自然的一部分，人类的生存和健康是人类永恒的探索主题，而中医药文化的博大与精深将为人类未来抗击疾病和寻求健康的实践，提供丰富的经验和认知的智慧。

2. 中医药文化通识教育的特别内容

由于受教育者的专业学习方向不同，中医药文化通识教育的侧重点也应有所不同。所谓特别内容，是指针对受教育者的专业特点所增加的个性化通识教育内容。如针对现代医药学专业，应当侧重中西医药文化对比研究性文化通识教育，使他们在专业学习中能获得驾驭中西医药文化的能力；针对中医药类专业的通识教育，应当侧重中医药思维的本质、特点和规律的文化通识教育。

二、中医药文化通识教育的方法

中医药文化通识教育的方法由教学方法和学习方法构成。

1. 中医药文化通识教育的教学方法

中医药文化通识教育的教学方法不同于专业教育方法，其特点主要有：其一，它不是一种以抽象概念为基本单位的理论体系，其中没有什么原理、定律之类的理论模式。在传授过程中应以表述为主，使学生们紧跟教师讲解的思路，真正理解授课内容；其二，教育内容不是物质世界的存在和运动规律，而是对一种意识基础上的精神文化现象本质、特点和规律的概括性阐述。教学过程应当采取启发式教学模式，将需要学生们了解的教学内容浓缩为若干问题,以重点讲解、发问讨论式教学及师生互动、学生互动为主要教学模式;其三,主要借助引导式教学,帮助学生将教学内容形成知识体系。

2. **中医药文化通识教育的学习方法**

中医药文化通识教育的学习方法也不同于专业课的学习模式。首先不能以背诵教材的学习方法学习这门课,应以理解教学内容为主,课堂上只需跟着教师讲解的思路理解教学内容;其次是独立思考,主要依靠自主学习的途径达到学习目的,因为教师和教材只能起到引路的作用,中医药文化是一个庞大的文化体系,课堂上教师讲解和教材展现的内容是有限的,更多、更丰富、更生动的中医药文化内容,主要依靠学生的自主学习能力去寻找、收集、理解和融会贯通。

第二章　中医药文化的魅力与自信

在我国现代科学技术活动的环境中,唯有中医药这个专业群体还可以主要运用中国传统文化的知识,运用传统的中医药学理论和技术从事认识和解决人的健康及疾病问题,并创造着比较理想的效益;在我国现代高等专业教育中,唯有中医药院校还以传承传统理论和技术为教育之本,向社会健康事业不断输送主要运用传统中医药学、服务于国民健康事业的大批专门人才;在我国国民健康行动中,中医药的健康理念和措施备受民众的青睐,是人们寻求健康、战胜疾病而乐于接受并付诸实施的最普遍的文化现象之一。贯穿于上述三个社会实践领域里的文化主线是中医药文化。

近年来,随着我国国民经济实力的不断提升,人民生活水平的不断提高,人们对提高自我身体健康水平的愿望日趋强烈,相应地对健康服务的专业水平的要求也在不断提高,对健康文化质量的要求和吸收也在不断提高。这就给从事中医药社会实践的人们提出一个更高的要求:中医药专业人员在为民众进行健康服务的过程中,作为中医药事业服务对象的人,要让他们不仅知道中医药人可以用传统中医药理论和技术为他们服务,而且从心底相信传统的中医药学,相信为他们服务的专业人员的理性认知和技术能力。这就要求中医药专业人员不能像过去那样只是简单地运用中医药理论和技术服务于社会,还应当将中医药学上升到文化的层面,将中医药文化的深层理念贯穿于中医药实践的各个环节,使广大需要和接受中医药服务的民众相信中医药学、相信中医药文化、相信中医药人的服务。因为在全社会成员文化水平不断提高的时代,文化鉴别和文化评价是人们处理一切事物的基本前提,何况是直接关系到人们生命和健康的要事,只有文化才能为构建医患和谐关系架起沟通的桥梁。

基于上述认知,中医药人应当以高度的中医药文化自信从事中医药事业,以坚定的中医药文化自觉传承中医药学,以优秀的健康文化引导国民健康行动。

第一节　以高度的中医药文化自信从事中医药事业

中医药事业是崇高的社会实践,高度的文化自信是推动中医药事业发展的基本动力。

一、中医药事业是践行中国传统文化的圣地

我国是文化大国,建立文化强国是国家的基本国策,弘扬中国传统文化则是构筑文化强国的重要内容。在现代科学文化环境中,围绕着中医药学的理论和实践而开展的中医药文化活动,是我国近年来最活跃的文化现象,承载这种文化活动的社会实践是中医药事业,中医药事业是践行中国传统文化的圣地。

1. 中医药学是活的中国传统文化

所谓活的文化,是指这种文化并不是以入库的形式存在于书籍里,而是存在于人们认知、适应和利用客观世界的思维中,存在于人们的社会实践中。中医药事业是我国卫生事业的重要组成部分,运用中医药学的理论和技术为民众解除疾苦和保持健康身体,是中医药事业的核心使命,也是传统中医药学展现于现代社会实践的生命活力。

2. 中医药学是最具代表性的中国传统文化

中医药学文化载体的工具是汉语言和表意性汉字,认识客观世界的思维模式是以不脱离客观事物形象为主导的思维方式,在对人体和大自然的认知中,表现为有机整体动态自然观、注重人对自然的适应关系等。中医药学的这些文化特点是中国传统文化在医药认知和实践领域里的充分体现。

3. 中医药事业的实践过程就是践行中国传统文化

中医药临床诊治患者的认知基本理念,是将人看作社会的人,是与自然界有着直接联系的人,是整体的、有生命活动的人,这是中国传统文化人本主义精神的体现。中医药临床活动离不开中国传统文化关于自然气候、天文等自然知识,离不开中国传统文化关于人的社会关系及人的情志状态等社会文化知识。中医药学关于如何保持健康身体的理论和措施也是建立在中国传统文化对大自然、对人类社会认知的基础上,如中国哲学中关于"人与天地相应"的基本理念,是中医整体观念的思想来源。

4. 坚守中医药传统才是弘扬中国传统文化

在医药领域弘扬中国传统文化,不是简单地用用中药,或者说出几个中医证型名称,或者在诊病中切切脉、望望舌等就是走中医的路了。坚守中医药的传统,是依据中医药

学的理论认知人体和疾病,用中医药学的理论向社会解释疾病和健康,解释调理机体恢复和保持健康状态的机制。

5. 弘扬中国传统文化需要树立文化自信

在现代科学文化环境中弘扬中国传统文化,需要在文化学的层面深刻认识中国传统文化、中医药文化的文化本质及其特点和表现规律,树立文化的自信。

二、中医药文化自信

1. 自信及文化自信

所谓自信,简言之即自己对自己有信心。并不是所有的人对自己都有信心,也不是某个人或者某个群体对所有的事都抱有信心。信心是一种心理状态,即对所处事物发展和结果把握度的心理感应。信心都是在运动着的事物中体现的,它可以转化为主体意志,在实践中对客观事物的发生和发展按照实践主体的意志运动,而欲实现这个目的,实践主体必须把握实践中事物的本质、规律和联系,并且遵循这个事物本身的规律。

文化自信的含义有三个相关因素。其一是指具体的人与其所涉及的事物,每个人在社会活动中会接触许多事物,这里指在一个相对时间内的人与具体事物的关系;其二是指与具体的人形成一定关系的具体事物,以及人们关于相应事物的认知,即关于具体事物的知识、理论和技术等,就是关于具体事物的文化;其三是与客观事物形成关系的人对事物及其文化的评价和态度。文化自信即人们对自己所践行事物及其文化充满着认可、信任和信心。

2. 职业文化自信

人们在社会上所从事的职业,都是人类社会实践系统中的一部分。职业所涉及的社会实践领域都是相对独立的客观事物,人们关于这类事物的认知所形成的知识、理论及为了适应客观事物,利用客观事物所创造的物质和技术等,都属于这类事物的文化。人们在某类客观世界中从事的社会实践,就是社会实践中的某类职业。人们能否胜任自己从事的职业,能否坚守自己的职业,并在践行职业的实践中创造业绩和效益,与其对自任职业所涉客观事物及其文化的了解、认可、认知和信任程度有密切关系,信任程度越高,其职业操守度越高,对职业的文化自信度越高。社会上的每个人对自己从事的职业,只要这个职业对人类的生存和发展、对社会的发展、对民众生活水平的提高等起推动作用,并能创造积极效益,都应该有深度的理解和高度的自信,这是高效从事相应职业的重要基本条件之一。

3. 中医药文化自信

中医药事业是我国医药卫生事业的重要组成部分,是保障我国国民身体健康的重要力量,也是践行和弘扬中国传统文化的重要途径。中医药人作为中医药事业的实践主体,只有树立高度的中医药文化自信,才能胜任中医药这个具有鲜明传统特色的职业。中医药文化自信应有如下几层含义。

其一,深度理解中国传统文化是中华民族在距今五千年以前的古代,在较低的生产力和生产方式的条件下,在认识、适应和利用客观世界的实践中,经符合人类思维发展规律的思维过程,所创造的具有合理结构的文化体系。没有中国传统文化就没有中华民族的历史,也没有中华民族在中世纪的强盛,更没有中国现在的强大。中国传统文化是中华民族的精神体现,也是中华民族生存、发展、强盛并自立于世界民族之林的根基。

其二,应当明确认识到,中医药文化是中国传统文化的重要组成部分,是中华民族在抗击疾病、寻求健康这一类社会实践中所创造的文化,是中华民族最宝贵的精神财富之一,必须自觉保护、珍惜和努力传承这个瑰宝。

其三,坚信中医药学是中医药文化的精髓和科学形式,其对自然、人体、人与自然的关系、人体的结构与功能、人的健康与疾病等方面的认知和相应的技术体系,都是在当时文化和科学条件下对医药事物最大程度的正确反映,是具有极大科学性的学科体系。坚信中医药学的科学性是中医药人树立高度文化自信的基石。

其四,坚信中医药学的优势,肯定中医药对许多急、慢性病和功能失常性疾病的认识和疗效是客观的、必然的。坚决反对那些认为中医临床诊治是纯经验等种种歧视中医药的论调。

其五,坚信中医药在现代社会的作用。在科学高度发展的现今时代,传统的中医药还能否在人类的健康和疾病面前继续发挥作用,这是衡量中医药人能否树立文化自信的关键态度。自信者认为人们现时的机体与两千多年以前人的机体并没有发生质性变化,中医药文化传承的是传统的理性原则和认知思路。近几十年的医药实践已经证明了和正在证明着中医药在现时代的作用。

其六,坚信中医药文化并不是否定现代医药文化。现代医药学是现代科学的重要组成部分,是人类在抗击疾病和寻求健康的实践中创造的另一种文化形式。虽然现代医药学体系的发展时间远没有中医药学悠久,但其先进性是不可否认的。中西医药学不是对立的,而是在不同文化背景中通过不同的认知思维方式,从不同角度对人体、健康和疾病的不同解释。对中医药文化自信的前提是对科学的相信,凡是能相对正确反映客观存在的文化都具有科学性,都应当受到尊重。

三、中医药文化自信是坚守中医药传统的思想基础

在现代科学文化环境中坚守和弘扬传统的文化和技术,有逆水行舟之感,需要非凡的魄力和意志力,而意志力的形成是建立在一定思想基础之上的。坚守中医药传统需要

坚定的思想基础,中医药文化自信是促成中医药人坚定思想的重要因素。

淡化中医药文化自信不可能形成坚守中医药传统的坚定思想基础。如果坚持认为只有近、现代科学文化才是科学,以现代科学的标准衡量传统科学,自然不可能树立起中医药文化的自信,必然不能正确对待传统的中医药学。中医药实践中诸如名为中医师,不坚持用传统的理论和技术诊治患者的表现,是不可能展现中医药文化魅力和弘扬中医药文化的;如果中医药从业者只是在感情层面赞扬中医药,却不能从理论与实践结合层面理解中医药科学性的本质,在实践中则不可能充分发挥中医药学的优势,不可能深度发掘传统技艺的潜力,无法向社会、向需要中医药服务者说清中医药的实力所在,这正是淡化中医药文化自信的表现,因为只有宏观层面对中医药文化的肯定,是不足以指导具体实践过程的。淡化中医药文化自信的另一种表现是不能驾驭中西文化和中西医学,当两种文化、两种医学出现文化碰撞时,中医药从业者缺乏分辨的能力,辨不清两种医学的界限,出现认知思维的混乱,从而失去中医药的重心,同样不能表现出坚守和弘扬传统中医药的效果。

树立高度中医药文化自信,有利于形成坚守中医药传统的思想基础,从而在实践中充分发挥中医药从业者的主观能动性,从以下几个方面推动中医药事业的发展。

其一,在现代科学的环境中,在以现代医学为主导的医药文化主流中,充分认识到中医药学的科学本质,客观地评价中西医药各自的长短,充分发挥中医药在认识和治疗疾病方面的特长。在充分利用现代医学技术的同时,坚持依靠传统中医药学的理论认识疾病,不是简单地否定西医、肯定中医,而是在借助现代医学技术的同时保持中医药的重心。

其二,激发对中医药事业的热情。在人们的社会实践中,凡是能成就一番事业者,首先是对所从事的事业充满感情,从内心发出对事业的热爱。有了热爱才能激发兴趣,才能以满腔的热情投入实践的各个环节。

其三,不断增强坚守和弘扬中医药传统的自觉性。艰难的事业需要自觉性的思想基础,因为只有具备自觉性才能主动思考如何坚守等实际问题,才能选择最佳的实践途径和方式。

其四,中医药事业的发展离不开广大民众对中医药文化的了解、认可和信任,只有从业者自己对本专业、本行业充满自信,才能激发满怀的热情服务于前来接受服务的民众,才能以最佳的精神状态投入医药专业实践,为民众提供最好的服务,才能向民众阐释中医药服务的道理所在,在民众面前展现中医药的职业自信,从而引起广大民众对中医药认可和信任的共鸣。

四、中医药文化自信是弘扬中医药特色的心理动力

所谓心理动力,是从心理深处迸发出的趋动欲望。在现代科学技术环境中,欲使古

老而传统的医药焕发生命的活力,需要中医药从业者整个团队的倾心努力,每个从业者个体都应为事业的目标贡献自己的力量,蓄积这种力量来源的心理因素之一就是对中医药文化的高度自信。这种文化自信的心理动力,至少可以从以下几个方面激发弘扬中医药特色的实际行动。

其一,在驾驭中西医药文化中弘扬中医药文化。在现时代以现代医药学为主流文化的我国医药实践领域,现代医药学的主体地位是客观现实,中医药实践不可能无视现代医药学的存在,中医药事业也不可能完全占领医药领域。然而,人的健康和疾病问题是一类极为复杂的客观事物,人类在认识人体、疾病和健康的领域还知之甚少,未来的道路还很长远,现代医学并不能解决所有的问题,也不可能完全占领全部医药领域。人类追求自我身体健康的道路是无止境的,目前还有许多问题需要医药学去解决,这就为传统的中医药提供了展现魅力、弘扬特色的机会。

其二,弘扬中医药特色之所以需要文化自信,是因为在现时代的医药实践中有中西两种医药共同拥有一个客观对象的情况,中医药的优势很容易被现代医药所掩盖。只有树立高度的中医药文化自信,才能激发迎难而上的热情,勇于在现时代健康事业的实践中探索。

其三,中医药事业是在现代科学条件下,运用传统的理论和技术为具有现代科学文化的人服务。现时代的人总是运用他们所掌握的现代文化和现代医药知识评价中医药,对于民众提出的种种疑问和要求,如果中医药人只能用中医的理论、知识和术语解释,对方既听不懂也不会相信。中医药人如果能从文化的层面厘清对方的疑问,并通过中西文化对比,分别从中西文化和中西医药两个视角说清医药学的道理,民众就能满意地接受中医药的服务。能在这个层面从事中医药实践,只有具备高度中医文化自信者才能做到。

其四,医药事业的真正用武之地是解决现代的医学难题,在这样的大目标面前,中医药和现代医药的机会是相等的。在当前科学条件下,中西医各自单独实现目标的可能性都不大,将现有的中西医药理论和技术结合在一起也不可能,真正有效的途径是在解决现时代医学难题的过程中,中西医双方互相吸收对方的优势和长处,在攻坚克难中寻找契合点。从中医药学的角度出发,现代医学关于物质世界,包括人体的微观结构及其功能的理论等是值得中医药人借鉴的,关键在于借鉴的过程持什么态度。如果认为从人体的微观结构认知人体是唯一正确的,就失去了中医药文化的自信;如果将人体的微观结构作为中医药认知人体新的观察层次,将原来在人的整体宏观层次转移到微观层次,再发挥中医药"司外揣内"的思维优势,就能探索认知人体的新途径。这就需要人们对中医药文化的自信心理的支持。

其五,最能体现中医药文化自信的用武之地,是在中医药实践中遇到中西医药理论或技术碰撞的环节。如果在临诊时遇到同一个病例,中西医学存在不同的解释和不同的处理时,作为职业的中医药人,应当坚持中医药的原则和立场,以最大的努力展现中医药的魅力;当一个中医药学专业教师站在讲台上,面对学生提出诸如中医学关于"脾"的实质脏器是什么、"三焦"的具体分界线的体表位置、气化的状态是什么样等问题时,是依中医药学理论的精神原则做进一步解释,引导学生去理解中医药学的真谛,还是用现代医学的解剖和生理学的理念引导学生,是中医药专业教师在中西医学文化碰撞必需的选择。高度的中医药文化自信驱使着中医药专业教师必须遵循中医药学的认知规律引导学生理解正确的含义。

第二节 以坚定的中医药文化自觉传承中医药学

现代中医药教育是现时代传承传统中医药学的主要途径,但是,现时代的教学环境和文化环境所呈现的文化氛围,使中医药教育呈现出极大的特殊性,同时也引出了许多困难,如果中医药教育的教和学的双方都不能保持坚定的中医药文化自觉的精神状态,就难以实现向社会健康事业不断输送大批的中医药专业专门人才的目标。

一、中医药教育的基本特征

现代中医药教育的基本特征是在现代科学文化环境中,对打下现代科学文化基础的中学毕业生,实施中国传统文化、中国传统中医药学的教育。其核心含义包括如下内容。

其一,中医药教育的宗旨是为国民健康事业培养专门人才,专门人才的"专"是相对于现代科学技术环境,是主要运用中国传统文化的知识认识和解决人的健康与疾病问题的专门人才。专门人才的核心含义是"中",即中国文化,这是中医药教育的灵魂,也是教学过程始终应当坚持的文化自觉精神。

其二,中医药教育的文化环境与教育内容存在着极大的反差。中医药教育的主要内容是中国古代的科学文化,其认知思维方式、语言表述规律及文化内容等,都与现代科技环境中的文化存在极大的反差。中医药教育的文化环境是以现代科学文化为主流,其教育环境也处在现代教育的包围之中,中医药院校的周围高校,全是以现代科学文化为教学内容,其教学模式也以现代化为主,而且中医药综合性大学也开设许多具有现代科学文化性质的专业,形成与中医药学传统教学的鲜明对比。

其三,教育对象文化基础的巨大反差。中医药高等教育的对象主要是通过全国普通高招,从中学毕业生中招来学习者,他们在中学阶段接受的是以现代科学文化为主的知识体系,即使是文科生也是以现代文化为主体,他们的认知思维方式也形成了以抽象逻辑思维为主导的思维模式。进入高校要学的却是与中学时期的文化课有着天壤之别的古代文化,文化反差随之而带来的是学习的困难。对中医药学类专业的学生来说,高考前还在演算代数、几何、化学、物理题,背诵各门课知识的概念体系;进入中医药学课堂的学习,犹如突然掉进两千多年以前的文化深坑,思维立即出现模糊状态,文字不熟悉,词语也陌生,课上听不懂,课下记不住,很难进入学习中医药学的文化氛围。

其四,教育对象缺少中国传统文化的基础。文化传播的基本规律之一,是受教育者必须具备一定的与教育内容相吻合的知识基础。中医药教育的重心是中国传统文化,但中医药大学的中医学子们在中学的语文课中所涉及的中国传统文化容量,远远不能满足学习中医药学的需要。

上述诸因素的共同属性是文化,文化的差异是构成中医药教育困难的主要原因。

二、中医药教学的艰难性

在现代科学文化和教育环境中实施传统中医药学的教学活动,教和学的双方都不可避免地出现文化碰撞现象引起的矛盾。

1. 教师教课的矛盾

其一,教师的讲解与学生的理解不一致,如教师在按教材的阐述讲解中医学的藏象理论的含义,学生却循着生物学、人体解剖学等有形的实质脏器领会,如此的认知思路必然不能正确理解中医理论关于人体内无形功能系统的真正含义;其二,教师只能依据教材的描述讲解诸如"五藏"属阴,"六府"属阳,"三焦"司通调水道等中医学"是什么"和"怎么样"的阐述,当学生提出中医理论为什么这样阐释时,没有一定临床经验的年轻教师难以做出令学生想得通的解释;其三,中医药理论本是关于人体和治病药物的知识,为什么不能借助实验的方法辅助教学,这是学生的疑问,也是教师的无奈,因为教师难以从文化的层面回答其中的缘由;其四,高校扩招以来,大量青年教师没有经过临床锻炼就走上大学讲台,讲起课来既没有临床感悟的生动性,又缺乏专业文化的韵味;其五,古人云"医者意也",是说中医药学的许多理论、理念的真正含义不在清晰的语言表达之中,而是在认知者朦胧的意念之中,教师难以用语言表达中医药知识含义,会使学生更加迷茫;其六,教材的现代化倾向影响中医药教学的传统性方向。始终坚持用传统中医药学从事临床和教学的老中医药人有一个共同的感觉,中医药类专业教材的传统文化比重越来越轻,当教材上出现"现代医学认为"的阐述以后,学生课后反映,听了老师对今天课程内容的现代医学理论解释,才感觉学到点医学知识。如果这是中医药教学普遍存在的现象,传统中医药学教育的艰难性是客观的。

2. 学生学习的矛盾

其一,文化陌生,中医药学理论和知识的表述与原有的文化基础、文化风格都不同,含义更难理解；其二，找实体和推演性认知习惯行不通，中医理论关于人体的结构和功能认知都不能展现实体，也不能精确测试，而且不能用推理的方法演绎中医药理论的逻辑关系，对学习的内容只有硬背而不能融会贯通；其三，中学里学的文化知识如数学、物理学、化学等不仅用不上，反而影响对中医理论的准确理解；其四，中西医药学同时开设，学生们丝毫没有辨别中西文化的能力，总是按西医药学的含义理解中医药理论，实际上却学不到真正的中医药学。

3. 矛盾的实质

中医药学教和学过程所出现的矛盾现象不是偶然的，也不是暂时的，其背后有着深刻的文化渊源。

其一，这是中西文化碰撞的反应。所谓文化碰撞，是指不同文化对同一事物的不同解释在人们认知思维中产生的矛盾心理，中西医药学有相同的认识对象，即人体的结构、功能、健康和疾病等，却形成两种医药学，教师和学生如果不能在文化这个层面，将中西医药学理性地区别开来，是教不好和学不到中医药学的。其二，有文化时代反差的影响。中西医药学具有近三千年的时代差别，如果不能从理性的角度区别不同时代的文化，按现代文化的规律理解古代文化的含义，必然混淆两种文化。教和学的双方缺少的正是驾驭中西文化和驾驭中西医药学的能力。其三，环境文化与中医药文化的认知思维之路不同。中医药文化继承并延伸了中国传统文化的认知思维之路，主要经过的是以不脱离客观事物形象为主导的思维之路，而社会环境文化的主流是近、现代科学文化，其思维方式是以抽象的逻辑思维为主导的社会思维模式。问题的严重性在于教和学双方没有从创造文化的认知思维之路区分两种文化的本质。其四，学习过程存在迁移现象。学习心理学认为，学习者在接受新知识的过程中，原有的文化知识对理解新知识产生一定的影响，如果原有的知识对理解新知识有促进作用，这是学习的正迁移；如果原有的知识对理解新知识有干扰作用，影响对新知识的正确理解，这种现象是学习的负迁移。中医药大学生习惯于利用中学时获得的文化知识理解中医药学的理论、知识和技术，其结果往往错解其意。其五，课程设置没有注意到中西文化的差别给学生学习带来的文化碰撞。如果将中医药教育类同于现代科学文化教育，将现代科学、现代医药学课程同时开设于中医药学专业的学业中，学生必然亲近现代文化课，却疏远中医药类专业课，因为学生更容易理解现代文化课内容。

三、坚持文化自觉是传承中医药学的基本保证

所谓文化自觉，是指实践主体积极主动地遵循文化规律从事社会活动，人的社会实践总是具体的，具体到某个行业，围绕这个行业所形成的文化即是行业文化，积极主动遵循所在行业的文化规律，是振兴行业、创造社会效益的基本保证。

中医药文化自觉是指中医药人在从事中医药事业的实践中,应当以积极主动的态度遵循中医药文化固有的规律,这个表述应包括如下因素:积极主动的态度、坚持不懈的意志和驾驭文化的能力。

在传承中医药学的实践中,以积极主动的态度投入教或学的过程中,是忠诚于中医教育事业的基本素质;在现代科学环境中向受教育者传授和继承传统中医药学的理论、知识和技术,没有一定的意志力是难以进行的,因为稍不集中精力就可能丢失中医药的传统特色,只有始终如一地坚持,才能使中医药教育保持传承传统的宗旨;驾驭文化是在现代科学文化环境中传承传统文化的基本功,教学传统文化不可能抛开现代文化,传承中医药学不可能不了解现代医药学,但首先要分辨出中西文化和中西医药学,只有分得清才能自如转换思维方式,用中国文化的传统思维模式认知中医药学,用抽象逻辑思维方式理解现代文化和现代医药学。

在中医教育的各个环节,如果不能自觉地坚守中医药学的传统特色,传承就是一句空话。在课堂上传承中医药学,教师是矛盾的主要方面,专业教师如果不能坚持中医药文化自觉,就很难在课堂上发挥主观能动性,引导学生深刻理解中医药学的含义。在传承中医药学的课堂上,学生虽不是坚守传统的主要矛盾方面,却处在教学过程的主体位置,学生必须保持清醒的头脑,一定不能用现代医药学的理念、理论和知识去领会中医药学理论和知识的含义。

管、教、学三方坚持在中医教育的各个环节自觉保持中医文化的特色,是有效传承中医药学的基本保证。

其一,中医教育管理者应当自觉遵循中医药学固有的认知规律,充分认识在现代科学文化环境中传承古老而传统的中医药学的特殊性,在中医药类专业教学的各个环节注重突出中医文化特色,在课程设置、学时安排、教程进展、实习见习等关键环节注意保持中医药的重心,一切以培养中医药事业的专门人才为前提,把握好中医教育事业发展的正确方向。

其二,中医药学专业课教师保持文化自觉是保证中医教育正确方向的关键。他们必须在文化学的高度认识到中医药学的文化本质、思维特点、文化风格等;他们应当了解比较文化学的原理,从理念的深层将中西文化及中西医学在文化的层面清晰地区别开来,决不能在专业课堂上混淆两种文化的界限;他们应当主动进行中国传统文化的修炼,从而熟悉中医药学的文化背景,在课堂上用生动而浓厚的中国传统文化韵味的语言讲课,有利于主动而自觉地带领学生自然进入中国传统文化的氛围;他们应当积极寻找中医药临床实践的机会,以强化自己的专业文化感性,丰富自己的专业文化内容;他们应具备引导学生驾驭中西文化及中西医学的能力,因为在教学过程中学生可能有许多关于文化的问题问及教师,教师对中医药文化的坚定信念所激发的心理动力,促成从容的文化自觉行为,是感染学生坚定走中医药传统之路的精神力量,也是为学生继承中医药学树立起文化自觉的榜样。

其三,学习者的中医药文化自觉是学好中医药专业的保证。学生应当清醒地认识到,中学阶段奠定的中国传统文化基础太薄,远不能满足学习中医药学的需要,读懂古典中医药学著作,理解其中的含义是当务之急,因此补上古代汉语的基础十分重要,仅仅掌握医古文课的知识是不够的;注意不要用现代汉语的含义理解古代中医药相同语词的含义;学好中医药学需要丰厚的中国传统文化积淀,如中国古代哲学、文学、历史、天文和艺术等都在需要了解和熟悉的范围,这里不需要精通和深研;注意防止和克服学习的负迁移现象,中医药学与中学阶段的文化基础没有递进关系。

其四,中医药院校为提高中医药学的教学质量而增设的中国传统文化教育相关课程,如中国传统文化、中医哲学、中国古代艺术欣赏等,其任教老师应严格把握教学的度,决不能将讲台下的学生看作该课程相应专业的学生而深度讲解,教师必须明白,这些课程的开设是为了对学生进行中国文化的接轨。

第三节　以优秀的健康文化引导国民健康行动

所谓健康文化,是指围绕着人体如何才能保持健康和怎样减少疾病问题而引起的文化现象,其中有精神性文化、物质性文化和行为性文化。精神性文化包括关于如何保持健康身体,以及关于减少和尽快转愈疾病的知识、理论、经验和教训等;物质性文化包括关于健身的器材,关于防病、祛病的药物等;行为性文化是指人们为了健康或祛病而进行的身体动作行为,如五禽戏、八段锦、推拿、针灸等。所谓优秀健康文化,是指上述健康文化中的优秀部分。优秀健康文化应当符合先进性、合理性、可行性和有效性的原则,尤其应克服庸俗性和趋利性。国民健康行动是指社会广大民众为寻求自我身体健康,为减少病苦而自发形成的社会民众广泛参与的社会活动,其热烈程度随着我国人民生活水平的不断提高而不断高涨。

一、全民性的文化现象

社会上再没有哪一种文化能如健康文化这样,受到全社会每个具有认知和行为能力的人的关注。全社会的人,人人都想健康,人人都不愿意生病,人人都想长寿,人人都想无疾而终,这是社会上每一个自然人最大的,也是最基本、最美好的愿望。为了这个愿望和目的,人们时刻都在关注着自己的身体,思考着与自身健康相关的事物,关注、收集和辨认有关使人健康的各种知识、经验、教训、理论和行为方法。

全民关注的健康文化是一种综合性的文化形式,这种文化从内容层面分,有医药学内容(这是核心)、民俗性文化内容、形体动作性文化内容;从文化的表现形式分,有知识、理论、技术、观念、理念;从文化的表达特点分,有显性的,也有隐性的等。

1. 全民参与的文化活动

健康文化的特点之一,是这种文化不是拿来收藏、欣赏和储存的,而是与民众的生存和生活直接相连的,是社会的每个人都随时主动思考、又主动参与的文化活动。青年人知道身体的重要,多从锻炼身体、适应自然的方面提高自我身体素质,但也有人总认为身体不错,还不到提上思考议题的时候;中年人意识到健康问题的严重性,开始注意自我身体的变化,开始注意社会上关于健康文化的发展和变化,但却没有更多的时间专注;老年人或体弱多病者参与程度最高。参与的方式多种多样,有的常看电视,有的专听广播,有的喜欢听各种保健广告,有的订阅多种报纸杂志,有的不停地参加各种健康讲座,有的主动做体检等。这是社会上民众参与范围最广泛、维持时间最长、最不需要动员和推进的社会文化活动。

2. 最易偏向的文化活动

由于社会健康文化活动受到最广泛的民众关注和参与,文化活动的方式多种多样,文化的发展方向容易出现偏向趋势,因为健康文化活动不如政治思想文化发展那样有明确而严肃的定向性,也不如经济文化发展那样有经济效益的指向性,更不如艺术文化发展那样时刻受到社会的监督和制约等。

社会健康文化的发展应当有方向性,其发展方向界定因素应包含如下几个方面。其一,应当有利于人的正常生理活动;其二,有利于人的疾病康复;其三,有利于减轻社会和个人的经济负担;其四,应最大可能地体现科学性、合理性和实效性;其五,应保持文化的严肃性,克服庸俗性;其六,应尽量避免逐利倾向等。

社会健康文化活动方向容易走偏的主要因素是多方面的。其一,人的健康问题是世界上最复杂的事物之一,既涉及社会又涉及自然,还涉及人的心理及其支配下的人的举止行为;其二,人体及其生命现象还是人类对其知之甚少的客观现象之一,人类在自我生命及其历程、自我健康及其状态等方面还没有获得多少自由,人类在自我生命发展从必然王国走向自由王国的道路上还处在刚刚起步的状态;其三,民众渴望自身健康的心情迫切,从而导致对相关文化高度敏感,并易于接受,易于传播,易于联系自身,易于付诸实施;其四,不易形成社会共识,不易形成社会统一的标准,等等。

社会健康文化活动偏向发展的主要表现有:以病症表现转移民众的注意方向,诱导人们盲目用药,增加人们的心理负担;无根据地夸大药物、保健品的效用;医疗行业的过度检查、过度治疗;民众间的道听途说、偏听偏信;没有系统的医药学知识或成熟的经验,仅凭自己浅薄的医疗知识,或在网络上了解点滴知识,便自以为懂得医药,不经医药专业人员认可而自行买药服用等。

国民健康文化偏向发展的问题应引起人们的重视,因为任其发展可能产生许多负面作用。首先,可能危害人们的身心健康,形成与健康文化宗旨相反的文化发展方向;其次,无故增加社会和个人的经济负担,降低民众的生活水平;最后,不利于社会的和谐、稳定等。

二、以优秀文化引领国民健康文化的发展方向

其一,国民健康文化发展的方向应当符合建设文化强国的要求。我国要建设文化强国,国民健康文化建设是文化建设的重要组成部分,其发展方向不能无序,更不能失控。

其二,应当以优秀的健康文化引领国民健康行动。关于什么样的健康文化属于优秀文化,目前尚没有统一的标准,但有关方面应当注重这个问题的研究。社会上所有的健康文化活动都应当努力摆脱庸俗性,不提倡健康文化活动的经济利益性发展,反对以传播健康文化为名、行敛财损人之实的伪科学文化行径。

其三,提高国民健康文化水平。社会健康文化活动是社会全员参与的大众文化活动,这类活动不分社会地位,不分职业,不分尊卑,每个人都应当努力提高自我健康文化的认知和行动水平。

三、中医药文化在国民健康事业中的优势

在我国,有中西两种医药学服务于国民健康事业,民众可以通过参与中西医药两种文化活动来保护自我身体,相对于西方国家的民众,多一条自我健康的保护途径,这本身就是优势。现代医药学对人体和健康的认识和技术,是我国国民健康事业的主体形式,在保障我国国民健康实践中发挥着主导作用。幸运的是,我们还有一套祖辈留下的更加适合于我们践行的中医药文化,相对于其他医药文化,中医药文化在强身健体和预防疾病等方面有着许多优势。

其一,中医药健康文化有着悠久的历史,经历过无数代人的思考和实践,积累了丰富的经验;其二,我们的祖先历来就有着珍惜生命、珍惜身体的高贵品质。祖先们认为,人是世界上最宝贵的,这种理念已深深地融于中华民族的健康文化之中,并转化为努力保持自我健康的日常行为;其三,注重顺应自然,这是中国文化的特色,也是中医药文化的特色,更是中华民族智慧的体现,古人从无数违背自然规律行为而遭受疾苦的教训中,总结出了许多顺自然而生的道理和行为指南;其四,注重人的社会存在,倡导情志舒畅,这是现代医学在近几十年来从身心疾病的病因认知中才引起重视的医学理念,在中医药文化中从来就非常重视,并将今人称之为情绪调节、古人称之为情志条达作为修身养性、扶持正气的必行之道;其五,紧贴生活、简便易行的摄生健体理念,既容易理解又容易实施等。

四、国民健康文化活动的引领者

国民健康行动是一种社会实践。实践的主体是社会中所有具有正常思维、正常行为能力的人,非正常思维和行为能力者可借助正常人的帮助;实践的范围遍及有人活动的各个场合和人生存生活的所有时间,健康文化活动是健康行动的中心内容。如此庞大的社会健康行动的社会实践,不仅需要优秀的文化引领其沿着正确的道路前行,更需要精明的团队引领健康文化活动正常而有效地展开。由此引出以下问题。

其一,需要引领者的引领。社会健康文化活动的主体是民众全员,但全员的健康行动如何做,关键在于如何做才是正确的。不是主体中每个成员都能正确地从事健康文化活动和健康身体行动,因为每个成员对人的身体、健康、疾病及所有相关知识掌握的质和量并不相等,必须有智者的引领。

其二,什么样的智者可以引领?国民健康行动的引领者应当具备这样的条件:有系统的医药学专业理论,并有一定的医药行业实践经验;非常热爱人类,热爱生命,崇尚科学,勤于思考,勇于实践,充满责任心;品行端正,为人和善,有良好的人缘及亲和力;不唯利是图,应当努力从维护他人的利益出发;应不断学习,博采众长,善于总结,并注意不断优化自我语言表达能力等。

其三,民众在健康文化活动中,或者在思考自我健康问题时应当逐渐形成理性处理一切的观念,要崇尚真理,要相信科学,相信真正负责任的专业人员,不能轻信非专业者的所谓健康讲座和广告宣传,不能随意效仿别人的健康措施。要养成一种独立思考的习惯,凡遇与自我身体健康相关的事物,一定要理性对待,多听听专业人员的分析和建议,并利用一切可利用的知识,经慎重思考确认其具有合理性,结合个人的实际情况后,再支配自己的健康行动。

其四,引领者的组织形式可以有形与无形相结合。有形的国民健康行动引领者,如我国医药卫生行业内的各级疾病控制机构、各级医院设置的健康管理中心等。更为广泛存在的国民健康文化活动的引领者,是广大的医药卫生专业人员,他们虽不是以团队的形式活跃于社会的健康行动领域,却将健康文化、健康生活、健康行动的理念融于医药事业服务中,以最适于民众接受的形式向人们阐释健康生活的知识,介绍利于身心健康的生活行为方式、方法等。健康管理团队与广大医药专业人员的有机结合,是我国国民健康事业运行的特色和优势。

其五,中医药人应当积极主动承担健康文化活动的引领义务,将优秀的中医药健康文化融入中医药实践过程的各个环节,融入社会活动的各种场所,为提高我国人民身体健康水平、优化国民健康文化活动环境做出应有的贡献。

其六,中医药人应当成为践行中医药健康文化的模范。中医药人最理解中医药健康理念、理论和知识的含义,应当在自我生活的各个环节、各种环境规范自我行为表现,以良好的心态、适中的举止和富含哲理的言语影响周围的人们。

第四节　以中医药文化研究促进社会健康文化的理性发展

社会健康事业的发展需要中医药文化的理性发展,中医药文化研究将促进社会健康文化的理性发展。

一、什么是中医药文化的理性发展

所谓文化的理性发展,是指文化的内容及其表现形式逐渐接近文化所反映事物的本质,逐渐符合客观事物的规律,逐渐有利于人类的需要和社会的发展。文化理性发展的动力是人类的社会实践,是人们不断认识客观世界、适应客观世界和利用客观世界的动态体现。

中医药文化的理性发展,是指人们在文化的层面逐渐认识中医药文化的本质、规律和联系的过程,应有如下几个方面的体现。

其一,所有关注中医药文化者及所有中医药文化的践行者,都应当关心中医药文化的发展动态。

其二,推动中医药文化的纵向深化发展,揭示中医药文化的文化本质,寻找在现代国民健康事业中充分发挥中医药文化积极作用的最佳途径。

其三,开展中医药文化的横向关系的研究,如中医药文化与中国传统文化的内在联系;中医药文化与现代医药文化的共性与差异,为什么有差异及如何驾驭文化的差异等。

其四,鼓励中医药文化的社会性研究。中医药文化的根本使命是提高社会民众的身体健康水平,这就需要社会民众正确理解和合理利用中医药文化,中医药文化的通俗化是中医药文化社会性研究的重要内容。

其五,中医药文化的专业性与社会性的有机结合。民间中医药文化活动易于偏向的主要原因之一是缺乏专业文化的指导,中医药文化理性发展的重要任务之一,就是健全专业中医药健康文化对民间健康文化的指导和引领机制。

二、社会健康事业需要中医药文化的理性发展

社会健康事业需要中医药文化的理性发展,这是社会健康事业的文化本质所决定的。

其一,中医药文化的理性认知促进中医药人的文化自信。中医药人做好中医药事业

的思想基础是中医药文化自信，但是，如果不能从理性的高度认知中医药文化，就很难在实践中体现文化自信。系统的中医药理论和精湛的医术不能代替文化的自信，因为理论和技术是用于解决新问题的，只有在文化层面把握中医药学的本质、规律和联系，才能在新的实践中运用自如。

其二，在文化层面建立良好的医患关系。医药事业是以人为核心的社会活动，人都是有知识、有认知能力、有自主行为能力的，他们对医药服务的认知和态度直接影响医药事业的发展。欲使民众信任中医药学及中医药人的服务，如果只在中医药学的层面并用专业术语向对方阐释发病和治疗的机制，对方听不懂也不理解，就有可能动摇民众对中医药的信心。中医药人必须在文化的层面引导民众理解中医药服务的道理，因为文化是不同行业相互沟通、相互理解进而达成共识的桥梁。要使广大民众在文化层面理解和认可中医药学，中医药人必须在文化的理性层面把握中医药学的本质、规律和联系。

其三，在中西医药文化碰撞中保持清醒头脑。在现代医药学为主体的我国医药卫生实践环境中，为具有现代科学文化的民众实施中医药服务，不可能不涉及现代医药学。对同一种疾病或健康事物的中西医药学的不同解释，很容易混淆人们的认知思维，能否分别充分利用中西医药的优势，取决于中医药人能否在文化本质层面对其进行区别与联系。

其四，在理性文化层面为中医药学的传承架起一座桥梁。中医教育是在现代科学环境中培养传承中医药事业专门人才的主要途径，如何才能使中医药学得到有效传承，使走进中医药学教育大门的学子们不同层次地获得中医药学的理论、知识和技术，是教、管、学三方面必须认真思考的问题。如果在中医药类专业的教学中，在开始进行中医药学教学之初，就进入中医药学专业教学过程，从基础文化教育到专业文化教育，中间没有一个文化的过渡，很难使中医药教学活动进入良好状态；在培养中西医药两用型人才的教学中，如果不能帮助学生获得驾驭中西文化及中西医药学的能力，学子们是很难学好中医药学这一专业的；在中医药综合大学相关专业的教学中，如生物工程、康复、市场营销、文化产业、英语和计算机类等专业，"相关"的含义是与中医药学相关，在这类专业教学中开设的中医药类课程应当以介绍和了解中医药文化为主，而不是要求学生们学到中医药学的理论和技术，因此，此类专业在中医药大学的教学定位，更应当从文化的视角展开中医药文化教学。

其五，以文化的理性引领国民健康文化的发展方向。民众的健康、社会的稳定和医患关系的和谐等，都需要社会健康文化的良性发展，需要以优秀的健康文化主导社会健康活动，需要社会健康文化活动的引领者以理性的形式展现健康文化，需要中医药人以理性的形式展现中医药健康文化的魅力。

三、中医药文化的文化学研究助力中医药文化的理性发展

中医药文化的文化学研究可从以下几个方面促进中医药文化的理性发展。

其一,中医药文化的理性发展需要文化学的理论指导。目前关于中医药文化的研究多注重其内容和作用,将中医药文化作为一种文化现象研究,必将为践行中医药文化提供系统理论的指导。

其二,为广大中医药人自觉遵循文化的规律从事中医药实践,为强化中医药文化自信提供理论依据。

其三,为中医药学的传授者、管理者、继承者在文化层面,建立良好的传承机制提供理论依据和方法指导。

其四,为中医药专业文化转化为社会性文化,提供文化学的理论依据和方法,使社会以中医药为内容的健康文化不断合理化,使广大民众放心接受中医药健康文化给他们带来的知识、理念和健身方法。

其五,为宣传中医药文化提供文化学的理念、方法和原则等。

第三章　中医药文化、中医药人和中医药学

中医药文化是中国传统文化的重要组成部分,也是人类文化的重要内容之一,本章欲揭示中医药文化的文化本质,感悟中医药文化的魅力。当我们从人类文化发生、发展的历程寻找中医药文化萌发和发展的轨迹时,就能了解中华人在长达近万年的抗击疾病和寻求健康的过程中,是怎样主动认知和实践的,就能认识到中医药人创造中医药文化,升华中医药学的必然性。

第一节　人类文化和中医药文化的起源与发展

一、人类文化的起源与发展

文化是人类独有的,文化只属于人类,只有人类才能创造和利用文化。从理论上说,人类从脱离动物之时起就开始创造文化了,但最早的文化只能创造简单的物质文化,现代人可以从考古发现中偶尔找到原始人用过的劳动工具,如打猎用过的有棱角的石头或木棍等。人类的精神文化是在旧石器时代末期才逐渐发展起来的,由于精神文化的研究需要语言和文字的资料,因此现代人无法获得人类早期精神文化活动的证据。但是可以肯定的是,人类的精神文化也经历过从无到有、从简单到复杂的发展过程。

欲深刻理解中医药文化的本质、特点和规律,有必要将中国传统文化和中医药文化纳入人类文化发生和发展的历程中去考查,从而找到中国传统文化、中医药文化发生和发展的轨迹。那么人类的文化都经历了怎样的发展过程,在这个过程中都发生了什么,我们应当做一粗略了解。人类的文化从开始到现在,经历了几十万年的发展,其中有几个重大发展的节点是我们寻找人类文化发展脉络的线索,概括起来有六大文化发展节点。

人类从脱离动物之时起,就开始创造文化了,从理论上说,人类文化的第一个节点应当是在人类诞生之时,至于人类的诞生距今有多少年,这是考古学专家们的事,我们需要知道的是人类的文化是从人类诞生时开始的。第二个文化节点是在距今一万年前的新石器时代开始之时,其标志是人类开始了精神文化的启蒙。第三个文化节点是距今五千多年前,其标志是人类文明时代的开始。第四个文化节点是距今两千五百年至三千年之间,其标志是人类文化的第一个盛期,在西方是古希腊文化时代,在中国是春秋战国时代。第五个文化节点是距今六百年前,其标志是西方文艺复兴的开始。第六个文化节点是距今二十多年前,其标志是二十一世纪的到来。这六大文化节点的前三个节点之间的文化状态是我们进行文化通识教育中应当了解的;后三个文化节点之间的文化状态与中医药文化的发展有着密切的关系。

（一）人类的史前文化

所谓史前文化,是指人类有历史记载以前的文化。人类记载历史是从人类开始创造和利用文字开始的,而人类开始创造和利用文字又是人类进入文明时代的开始。因此,史前文化是指人类进入文明时代以前的文化。人类的文明时代是从距今五千多年前开始的,中华文明的文明时代开始于距今五千多年以前。

人类的史前文化可以分为两大阶段,涉及人类文化发展的三个重要文化节点。第一个阶段是从人类的诞生至人类精神文化的启蒙,其时间点可以从精神文化启蒙时向前推,人类的精神文化启蒙时间大约是距今一万年前的新石器时代开始的时候,从旧石器时代末上溯至人类的诞生,是人类精神蒙昧期;第二个阶段从精神文化启蒙至人类文明时代的到来,是人类精神文化启蒙期。

1. 人类精神蒙昧期

从第一个文化节点至第二个文化节点是人类文化的精神蒙昧期。所谓精神蒙昧是指人们不知道主动认识客观世界,不知道寻找客观事物之间的联系,社会的人们都是在蒙昧中生存和生活,人们在客观世界面前没有什么"自由",人们很难有目的地、高效率地利用自己的智慧。人类在这个时期的文化表现出如下特点。

其一是时间漫长。人类精神蒙昧期在人类文化发展史上占据最长的时间。从人类的诞生至新石器时代的开始,至少有七十多万年,考古界有人认为人类的历史大约有一百万年,我们无须追究其精确时间具体有多长,只需要理解那是最长久的漫长岁月。其二是没有真正的精神文化。精神文化是人们主动地、有目的地认识客观事物的主观反映,并被社会成员所了解,成为具有社会意义的文化。在人类精神蒙昧期,当时的人们由于记忆时间相当短暂,又没有形成分音节的发音语言体系和文字体系,社会上不可能形成主动认识客观事物的思维惯性。人类在这个时期只能创造简单的物质文化,如打猎用的有棱角的石头、木棍等。其三是那时的人们可能也有情绪或情感,但基本上是本能的心理反应,而不是主动思考的认知反映。其四是文化的发展极为缓慢,一种劳动工具的微小改造可能要经过上万年的实践和思考。其五是没有分音节的发音语言和文字为文化的载体等。

2. 人类精神文化启蒙期

从第二个文化节点到第三个文化节点,是人类精神文化启蒙时期,其开始时间是距今一万年前的新石器时代开始的时候,其结束时间是人类文明时代的开始。启蒙就是人类从蒙昧状态向智慧状态的起始。精神文化是人类文化的精神、意识、智慧的结晶,它的起始对人类的发展非常重要,标志着人类将要结束长达几十万年的蒙昧期。这个时期的文化内容、特点主要表现在如下几个方面。

人类精神文化启蒙期的文化主要有崇拜、神话传说和巫文化三种,全世界各古老民族的祖先在那个时期都创造了上述三种文化。精神文化启蒙的文化特点是:其一,人们的记忆时间比蒙昧时期大大延长,开始有目的地注意观察客观事物的动态形象变化;其二,人类已开始发展了可以分音节的发音语言,并用不同的语音表示不同的事物;其三,以事物的形象联系为主把握客观事物的关系,想象和联想是人们思考的主要形式;其四,万物有灵的观念充斥全社会人们的认知理念中;其五,开始注意寻找事物形象的因果联系等。

人类精神文化启蒙在人类文化的发展史上具有非常重大的意义。其一,它开启了人类主动认识客观世界的先河,即从这时候人类就开始主动观察和思考周围一切客观现象了,这是人类开始聪明的标志;其二,开启了人类生存在自然界从必然王国向自由王国迈进的步伐,在此之前的人类只能被动地生存在自然界之中,被动地享受大自然的恩惠,任凭大自然的摧残;其三,开始思考人们身体的不适和疾苦是怎么发生的,又怎样摆脱身上的疾苦,尽管当时人们对疾病的解释和抗争很不合理,很幼稚,但毕竟开始认识和努力找办法解脱了;其四,为人类进入文明时代做了充分的准备,积累了大量的文化元素;其五,促进了人脑的发育,训练了人类的思维,提高了人类认知思维的能力等。

(二)人类文明时代的到来及人类第一个文化盛期

1. 人类文明时代的早期

从人类文化发展的第三个节点到第四个节点,是人类文化走向文明时代的早期。人类社会是从五千年前进入文明时代的,有充分的文化资料证明中华民族生存和生活的古代中国社会早在距今五千多年以前就进入了文明时代。人类自从进入文明时代,主体上一直朝着文明的方向发展,至今天,人类已经进入高度文明的时代。但是在人类刚刚进入文明时代的早期,其文化的发展出现了许多与精神文化启蒙时期不同的特点。

文明与文化不是同一个概念。文化的含义较为宽泛,文明也是文化,文明是优秀的文化,是符合人类社会进步方向的文化。人类在文明时代早期创造了比以前多得多的文化,其中最主要的就是文字。

　　文字的创造和利用是人类社会进入文明时代的标志,之所以用文字的创造作为划分文明时代的标志,是因为文字可以记载事物,记载和传递人们对客观事物的认识,记载人们的思想。有了文字记载就有了历史,因为后人可以从文字记载的内容里了解当时人们对事物的认识,了解当时社会发生的事件。发音语言和文字都是传递文化的载体,但当时的语音没有办法保存,因此人类的"有史以来"是从人类有了文字开始的。由此推理,世界上哪个民族创造了可以记载历史的文字体系,哪个民族就进入了文明时代。中华民族比世界上其他民族较早地创造了表意性文字体系,因此我们可以自豪地认为我们中华民族拥有五千多年的文明史;又因为中华民族是沿着精神文化启蒙时代的文化脉络进入文明的,更有表意性文字体系记载历史的特有功能,促成了中华文化是世界上少有的从未断代的文化体系。

　　人类创造文字可推测和有据可研究的最早形式是图形,即用图画、图案作为记载、传递和交流知识的工具,后来随着人们对客观事物的本质和特征的把握,人们将记事的图形逐渐简化,就由图形向象形发展,世界上各文明古老民族的早期文字都经过了这个过程。中华民族的文字一直沿着表意的方向走向人类文化第一个盛期,走过世界历史的中世纪,走过近代,走到现代。汉字的发展虽然经历了由图形向象形,由象形到形声,再到后来的会意、指事等简化方向发展,但始终坚守着表意的原则,成为中华优秀传统文化表现形式的标志性特色。更为重要的是表意性文字,使以汉族为主体的中华民族在利用文字认知、记载、传递事物时,不能脱离客观事物的形象,从而构成中华民族思维特色的重要因素。

　　西方文字的发展方向与中国汉字不同,西方的图形文字几乎在没有形成向象形文字发展趋势的时候,由于西方民族的心理趋向特点、分音节发音语言的成熟和社会生产方式等多种因素的共同作用,西方文字在早期发展过程中就停止了表意的发展趋势,同时降低了文字作为文化载体的作用,逐渐发展成为文字为语音服务的附属,拼音字母因此而发展成为体系。西方文化的文字发展走向从一个方面构成西方认知思维发展走向的重要因素,也是与中华民族文化发展表现为不同途径的因素。

2. 人类第一个文化盛期

　　从第四个文化节点到第五个文化节点,历时两千多年,这是人类文化发展和变化的重要时期,在这其中人类迎来了第一个文化盛期。在这个盛期中,西方出现了以古希腊文化为代表的西方文化体系;在世界东方的中国大地出现了以中华传统文化为代表的东方文化体系。之后,人类文化的发展进入世界古代社会的中世纪,中西文化在这个历史时期走过了截然不同的道路。

　　人类文化进入文明时代有着突飞猛进的发展,在距今两千五百年至三千年之间,西方古希腊文化的出现和东方中国春秋战国文化的出现,共同促成了世界第一个文化盛期的形成。但是中西方文化的认知注意方向和文化表现形式却完全不同。首先,中西方文化认知注意方向不同。以古希腊文化为代表的西方文化,把认知的对象投向了自然界,寻找物质世界的本原,投向了物质世界的内部结构;而古代春秋战国时期的中国传统文化却把认知的注意力投向了人,投向了人与人关系为主的社会。其次,古希腊文化注重认知思维的抽象逻辑性,为西方文化的发展打下了抽象推理的基因;而中国春秋战国时期的文化表现为整体的、动态的认知观,寻找人与人的和谐关系,寻求人与自然的和谐共存。最后,古希腊文化为西方自然科学的发展奠定了理论思维的基础;而中国第一个文化盛期则为中国传统文化的发展奠定了基础。中医学就是在这个时期形成的理论体系。

(三)中世纪的中西文化

古代世界的中世纪是中西文化不同表现的历史时期。西方文化虽然在古希腊时期创造了辉煌的文化和抽象逻辑思维体系,但这种活跃的文化氛围并没有保持多长时间,那种先进的思维方式也没有形成社会的思维模式,没有与社会生产和科技创造相结合,主导社会的文化是经院哲学,是形形色色的宗教文化,一切科学和反映先进思想的文化都被禁锢,使得以欧洲为中心的西方的整个中世纪处在文化和科技创造的低潮。

与西方欧洲文化低潮同时期的中国大地却是另一番景象,文化和科技创造一直处在活跃的状态,中国文化沿着精神文化启蒙时文化发展模式和方向一直缓慢地发展着,中国文化带着精神文化启蒙时的色彩走进文明时代,走过人类第一个文化盛期,走到中世纪。其文化的活力是中国传统文化在第一个文化盛期凝聚的思维模式,与社会生产劳动和科技创造有机结合起来,有力地指导和促进了劳动工具的改造和劳动工艺的改进,使中世纪的中国创造了领先于世界的先进生产力和一系列科技发明。

(四)西方近代文化的兴起

人类文化发展的第五个重大节点是在距今六百多年以前,发生在欧洲的文艺复兴时期。这次发生在欧洲的大规模文化运动,起因是欧洲人已忍受不了宗教文化的长期统治,向往古希腊时期的言论自由、文化自由的社会文化氛围。在公元十四世纪末至十五世纪初,首先在意大利,继之传至英国发起了复兴古典希腊文学艺术的热潮,文化运动由文学艺术发展为整个文化和科学领域,从而使古希腊哲学思想、理念、理论和思维模式重见天日,与当时迅速发展的工业生产相结合,为近代自然科学的崛起既准备了理论基础,又提供了广阔的实践空间,特别是受控实验方法的发现,使近代科学形成了完美的科学创造循环加速机制,这个循环加速机制是在古希腊抽象逻辑推理思维的指导下,形成关于某一自然科学文化领域的理论假说,在理论假说的指导下设计受控实验,再从实验向生产实践转化。这就是西方近代科学文化和科技创造飞速发展的文化根源。

西方文化发展的文艺复兴运动为近代自然科学的崛起提供了最佳的机会,所有近代科学文化的创造都是由此开始的。世界科学和文化也因近代科学的兴起,使人类进入一个崭新的时代。

(五)二十一世纪的科学文化

人类文化的发展已进入二十一世纪,这是一个高速发展的现代科学文化时代。在关于文化的发展方面,本教材没有做较多的描述,需要注意的是中医药文化与现代科学文化形成的反差。

中医药人是在现代科学文化环境中践行体现着具有中国传统文化特色的中医药文化,中西文化、古今文化所形成的文化碰撞是践行中医药文化实践不可回避的问题,因此能否有效驾驭中西、古今文化,则成为能否真正在现代科学文化环境中弘扬中医药文化的关键。

二、中医药文化的起源与发展

中医药文化是中华文化起源最早的文化形式之一。

(一)中医药文化的起源

1. 起源的时间

中华文明有五千年的悠久历史。但是,在中华文明时代到来之前,还有一个漫长的准备阶段,这个阶段大概经历了文明时代前的五千年,两个五千年加起来就是一万年。也就是说,中华文化的起源应当从距今一万年前算起。中华文化的起源和人类文化的起源不是同一个概念,人类文化的开始时间,从理论上说,应当从人类脱离动物那一刻算起,但是人类的历史到底已有多少年,人类考古学家们也没有定论。有一点学界已有近似统一的认识,那就是,新石器时代的到来是人类文化发展的重要节点,在新石器时代到来之前的旧石器时代的若干万年间,人类只给我们留下了极少的创造物质文化的痕迹,人类精神文化的起源,应当从新石器时代到来之时算起,因为从那时起,人类才开始主动认识客观世界。

我们所讨论的中华文化,绝大部分是在精神文化层面的认知。在探索客观世界的道路上,中华民族绝没有落后于人类其他民族群,早在文明时代到来之前的约五千年间,即距今约一万年前,我们的祖先就开始了认知客观世界的思考,并创造了辉煌的史前文化,中华人也有神话传说,也有崇拜,也有巫文化。

我们的祖先绝不是在文明时代到来之时,才开始认知人自身,思考人与自然的关系,才开始寻找摆脱疾苦的办法,而是与人类的认知同步,在距今大约一万年前的新石器时代到来之时,在人类精神文化启蒙的时候,就开始了属于中华民族自己的认知和思考,只是我们祖先这时的认知所产生的精神文化,还处在启蒙和原始状态。

2. 中医药起源文化的内容

起源时期的中医药文化是怎样的?这是人们所关心的,也是体现中医药文化魅力之渊源所在。

"万物有灵"观念是当时滋生的基本认知理念,人们发现人是有感有知,能相互交流等有灵之体,又感到周围的事物与人的生活和生存有多种联系,将事物的变化看作是灵气,如天有白天、有黑夜、有晴天、有阴天、有风和日丽、有阴雨绵绵等,大地有山有水、有草有木、有土地等。当时的人们认为这些事物都有灵魂,中医药文化中的许多对客观事物认知的基本观念都源于这时的认知。最常见的有神、仙、魔、邪、鬼等,这是人们将不可解释的一些自然事物的力量用"神""仙""邪"等表示,是我们祖先早期认知客观事物的一种界定方式的表达。

人类早期精神文化启蒙的三种主要形式,在我们祖先对人自身的认知中都有反映,并成为中医药文化的起源。这三种文化是神话传说、崇拜和巫术。

神话传说中的盘古开天、神农尝百草、女娲补天、女娲造人等都与人们认识人的生活和人体的生存有直接关系,如《黄帝内经》中经常出现的"上古之人",就是人们对上古时期的人如何生活和生存的传说。

崇拜是人类对大自然力量和人类社会能力的敬畏。我们的祖先敬畏天地,是自然崇拜的表现,这种崇拜则成为中医药文化中"人与天地相应"观念形成的主要思想基础。

巫术文化为中医药文化的起源提供了原始形式,当我们的祖先还不知道如何有效地抗击疾苦的时候,渴望自身摆脱疾苦、摆脱不适的愿望,驱使着人们接近、接受和传播巫术,祝由、祝禁、占卜、占星、占梦和占筮等巫术形式,曾经长期统治着人们为祛除疾苦而进行思考和探索的实践。

3. 中医药起源文化的特点

与现代科学文化和中医药文化形成体系时相比,中医药文化起源时期表现出如下文化特点。

其一,那时的文化没有文字将其保存下来,人们也没有成熟的分音节的发音语言。没有文字和分音节的发音语言作为文化传播及传承的工具,文化是很难快速深入发展的,这正是中医药文化的萌芽曾经经历了长达五千多年的准备阶段的主要原因。

其二,人的智力心理能力很低下,非智力心理活动也极为简单。如观察能力很低,注意力很难集中,记忆时间相当短暂等;而情绪、性格等非智力心理很难与智力心理协调一致。

其三,思维的主要方式不是概念之间的关系,而是可直观观察到的客观现象的表象联系,如在冬天太阳出来人就暖和、夏天乌云刮来可能会下雨等。更为困难的是,这时人们的思维还不能将天气、日月、吃饭、睡觉、病苦等众多客观事物的联系串连起来思考。

其四,文化发展的速度很慢,当时的人们对事物认识的程度很肤浅,内容很简单,现在看起来很简单的道理,在当时可能要经过数百年甚至上千年的努力才能认识到,因此,文化的发展速度相当缓慢。

其五,崇古的思想相当稳固,创新的意识淡薄。当时的文化大多崇古和尊老、尊长,人们认为前人传下来的都是经多年验证的正确经验。

其六,多种文化混为一体。当时的人们根本不知道事物都是分类的,也没有人专门将人的疾苦作为独立的认识对象,人们关于自身发生病苦及转归的思考总是混杂在文化混沌体之中。因此,起源时期的中医药文化是与社会的文化总体混合而存在的。

4. 中医药起源文化的本质和意义

文化本是人类创造出来的,精神文化是人类在认识、适应和利用客观世界过程中,经过思考的加工对客观世界认知、适应和利用的解释。但是人类对客观世界的认知,并不是一开始就是人们现在看到的文化,人类的精神文化从无到有,其初始状态总是极为简单,极为肤浅,甚至很不合理,但是人类总是迈开了第一步。

中医药文化起源的初始状态,在现代人看来甚至认为不可思议或错误之极,但是,却充分地体现了深刻的本质。其一,体现了中华民族的启蒙,开启了在抗击疾病和寻求自身健康领域里的文化质变;其二,我们的祖先已经从被动生存于自然界向主动适应和利用自然界发展了;其三,祖先们为摆脱疾苦而施展的巫术也是人们在实践基础上的思考,是中医药文化的前文化形式;其四,开启了中华民族在抗击疾病和寻求健康领域里从必然王国向自由王国前进的步伐;其五,中医药文化起源时期的文化启蒙,为文明时代的到来、为中医药文化体系的形成做了充分的准备。

(二) 中医药文化体系的形成

所谓中医药文化体系形成,应当呈现这样一种状态,社会上有一个专门践行中医药文化的专业群体,这个群体以社会民众的疾苦和健康为认知对象,专门为民众解除疾苦和指导民众如何寻求健康,他们承担传播、传承中医药文化的责任,引领社会健康文化的发展,社会上出现一个围绕着人的健康与疾病问题,形成了一个以中医药文化为内容的文化活动领域。

1. 中医药文化体系形成的标志

中医药文化体系形成的标志是中医药学理论体系的形成,而中医药学理论体系形成的标志是《黄帝内经》的成书,也就是说,《黄帝内经》成书是整个中医药文化体系的核心标志,其时间在我国历史的春秋战国时期,距今约二千五百年至三千年之间,这个时期正是我国文化史上百花齐放、百家争鸣的时期,还处在世界文化史上第一个文化盛期。

虽然《黄帝内经》成书标志了中医药文化体系的形成,但在形成体系的背后有着足以促成体系形成的条件,这些条件是:中医药职业专业群体的形成;中医药抗击疾病和寻求健康的丰富的实践经验;中国传统文化环境成熟和中医学理论体系的形成等。

2. 专业群体的形成

中医药专业群体的形成源于社会的第一次大分工。在精神文化启蒙的巫医时代,社会上还没有一个专门从事解除人们疾苦的实践群体,还是当为解除人体疾苦的社会实践从巫术中分离出来,抛弃了诉说的语言,留下了治病的动作或操作,当人们将治病的动作或操作通过语言和文字的交流成为具有社会属性的文化时,渐渐集中了认识对象,这一部分人专注于人的健康和疾病问题的思考和实践,就形成了他们的专有认知范围。因为职业的特点,他们又有足够的时间去收集和阅读关注对象的文化和新知识、新技艺。

专业群体的形成为中医药文化体系的形成准备了主体条件。

3. 实践经验的积累

实践是一切文化产生的基础,我们中华人从开始主动认识客观世界的精神文化启蒙那时起,就开始了有目的地观察人体自身的活动和感受,开始有目的地试用各种办法减轻在人身上发生的疾苦。我们现在虽然难以找到当时人们抗击疾病的真实活动资料,但可以想象在那半蒙昧、半启蒙的长达六七千年的漫长岁月中,我们的祖先曾经经历了无数次的失败、无数次的成功,才可能获得一丝可以传承的经验。还是在进入文明时代以后,人们抗击疾病和寻找健康的失败教训和成功经验,可以借助文字和分音节的发音语言记录、保存和传播时,就成了社会上的有形的文化而存在。又经过专业分工的职业化积累,社会上关于健康方面的经验已经积累到相当的量,现代考古的许多关于古人抗病活动留下的文物相继被发现,证实了我们祖先的实践经历。

中医药文化是我们中华人在抗击疾病和寻求健康的长达近万年的实践中升华的,这正是中医药文化无限魅力的体现。

4. 文化环境的成熟

中医药文化作为中国传统文化的重要组成部分,自身不可能在没有任何文化环境的条件下自我生成和发展,中国传统文化就是中医药文化滋生和发展的土壤。

在中医药文化发生和发展的同时,中国传统文化已在哲学、人文、文学、历史、天文和兵法等多种文化领域得到充分发展,形成了不同领域内的多种文化形式。在对大自然、人体、人的生存、人的社会存在、人的社会关系等多方面,特别是与人的生存和生活相关的领域内积累了丰富的自然和社会知识;在社会人文、哲学方面,已形成了儒家、道家、法家、阴阳家、兵家等众多社会思想体系,涌出了多种学术思想派别;在社会文化活动方面,社会上出现了"百花齐放""百家争鸣"的社会氛围……这些文化环境的成就和氛围有力地刺激着当时从业于医事的人们,也刺激着社会上非职业医事的文人们,他们充分吸收社会文化的成果,积极地思考众多与人的健康和疾病有关的问题,也纷纷发表自己的见解,《黄帝内经》中的许多论述都是在这种文化环境中,由多人在多时的思考中发表的理性认知。

5. 中医药文化体系的形成

中医药学理论体系的形成和中医药学体系的形成是两个不同的概念,也是中医药文化发展史上在两个不同历史时期完成的大业。中医药学体系的完成是在张仲景的《伤寒论》问世之时,中医学理论有了相应的实践体系,中医学完成了从理论医学向临床医学的过渡,标志着中医学体系的形成。《黄帝内经》的成书为中医学奠定了理论基础,也是在中医学理论形成的过程中,中医药文化被广泛地社会化,人人都关心健康和疾病问题,处处都议论健康和疾病问题,在这样的文化活动中,以《黄帝内经》为代表的一类医学理论文化就成为当时社会文化活动的重要内容,而中医药执业者自然成为社会健康文化活动的主体参与者。也是从这时开始,关于人的健康的文化活动已不仅仅是行医执业者独有的,而是全社会人们共同参与的广泛的社会文化活动,由此而引来的关于社会文化传播,关于医事、药事活动的人文文化,关于伦理道德、经济往来等多种文化现象合成而来,中医药文化体系由此而形成。

由此可以看出,中医药文化体系并非是专业性的中医药学体系,而是一个具有社会民众参与,社会功能和社会责任的社会文化体系。

在我国建设新时代中国特色社会主义卫生健康事业的实践中,从社会文化活动的角度认识中医药文化很有现实意义。

(三)中医药文化在中国文化环境中的发展

1. 中医药文化发展的概况

我们在此讨论的中医药文化的发展,不是仅在哲学"发展"的概念层面讨论,而是在广义的"发展"层面讨论,即不仅在事物的质变层面,而且在事物各方面变化的层面讨论中医药文化的发展。

从中医药文化发生发展的历程看,主要经过了起源、成熟、盛期、低潮和现代时期等几个阶段。起源期又可称为孕育期,历时最久,从精神文化启蒙时期到中国文化第一个盛期到来之前,长达六七千年,这是最艰难也是最扎实的阶段,因为中医药文化的许多基本观念、思想和思维模式都源于这个时期;成熟期即前文所述中医药文化形成期;中医药文化的盛期是中医药文化的辉煌期,其时间段是从我国历史的春秋战国时期到明末清初,处于中国历史的整个自给自足的自然经济时期。在这个时期内,中医理论得以深化、充实和系统化,中医临床实践得以规范化,中医学术思想丰富多彩,为中华民族在中世纪的繁荣和昌盛做出了突出贡献；中医药文化的低潮期，是指自西方文化传入中华大地，特别是西方近代医学传入中国，中医药学的理论再没有重大突破，但中医药文化并没有被西方医学文化所代替、所掩盖，而是顽强地生存于中国文化的环境之中；中医药文化的现代时期，是指中华人民共和国成立以来中医药文化在我国卫生健康事业中的生存期，这是中医药文化得以保护、中医药事业得以空前发展的时期，也是中医药文化蓄势待发、准备为人类的健康事业做出伟大贡献的时期。

2. 中医药文化发展的盛期

中医药文化发展的盛期是值得研究的一段，其繁荣的形势主要表现在如下几个方面。

其一，中医药学的理论得到深刻和系统化的发展。春秋战国时期问世的《黄帝内经》是中医理论经典代表著作，为中医学基本理论奠定了坚实的基础。理论如何才能有效地指导实践，才是理论功能的体现，以张仲景为代表的历代中医临床从业者，以经典理论为指导，与各个时期的疾病和健康问题相结合，有效及时解决了实际问题，从两汉到唐宋，从金元到明清，一次又一次地圆满解决了社会给中医药学提出的实践问题，将理论中医药学推向实践中医药学的高度；将社会文化中的优秀成分吸收到中医药学的认知过程，推动了中医理论的深化发展，如春秋战国时期的儒、道学说，隋唐时代的佛家理论，宋明时代的理学思想等，都被历代中医引来认知医学基本问题，推动实践的发展。

其二，中医临床实践最大程度地得到发展。如果说中医学理论体系形成以前的中医临床实践是在摸索之中，那么，整个中医药文化盛期的中医临床都是在经典理论指导下的高效临床诊治。两汉时期的外感，金元时期的内伤杂病，以及明末清初的温热病等，都被一代又一代的临床执业医药人顺利解决，使中世纪时代的中医临床事业得到空前的发展。

其三，中医药专业队伍得到空前壮大。如果说中医药学体系形成以前的中医药执业者是零散的、没有凝聚力的，那么，两汉以后的中医药从业者的队伍不仅不断壮大，而且有组织有规矩，表现出以下三个特点：一是从业者人多队伍大；二是被政府纳入行政管理，成立了各级政府管理的中医医疗机构，专门从事管理职能，还有相应的行政管理组织，以保证社会上行医的机构和个人依法行医；三是有各种有形的制度和无形的道德理念约束着行医者的行医行为。

其四，中医药学术思想得以充分阐发。在中医药文化盛期期间，中医药学术思想异常活跃，无论是中医药从业者，还是中医药爱好者，纷纷创立自己的学术派别，阐发自己的中医学术观点。历代中医发展史上涌现了许多有名的中医学术派别，为中医药文化的发展发挥了巨大作用。

其五，中医药文化最广泛地深入民众的文化活动之中。因为中医药文化是与每个人的健康有关的文化，历代民众上至皇家贵族，下至黎民百姓，都以最大的兴趣接受和传播与健康有关的文化,使中医药文化得到最广泛的普及。

其六,中医药文化与中国传统文化得到最充分的交融。由于中医药文化与中国传统文化的母子关系,在文化形态上有同构关系,中医药从业者将对社会文化的理解用于医学事物的认知中,民众为了自身的健康亦在社会文化的基础上领悟中医健康的理念。

3. 中医药文化发展的困惑

中医药文化的发展并不是一帆风顺的。从西方文化传入开始,渐渐处于困惑状态,主要表现是:中医学的理论从那以后再没有呈现突破性的发展;中医的临床阵地在不断地缩小;中医药文化不再如以往那样热烈地受到人们的关注;中医药学的理论时常遭到不明不白的攻击和质疑等。造成这种情况的根本原因主要有:其一,是西方文化卷着西方医学涌向中华大地、中西医学文化具有相同的服务对象、西方医学相对于中医药学有许多优势、西医文化易于理解等因素,使得人们开始把注意力转向西方医学文化;其二,是医学的对象是人,而人是有知识、有认知能力、有判断能力、有自主支配能力的文化活动主体,他们的选择取向直接关系到社会民众对中、西医药的态度;其三,是社会上的医学难题没有主要依靠中医学的理论和实践去解决等。

4. 中医药文化发展的动力

从中医药文化发展的过程可以看出,促进其繁荣发展的动力是社会需要,是社会民众的信赖,是中医药文化践行者的坚定信念和主观努力。

医药文化是关于社会民众健康的文化,社会的繁荣和发展需要医药文化和医疗事业的保障。在长达数千年的中国古代历史进程中,社会上只有中医药这一种医药文化服务于社会民众的健康事业,社会上所有的疾病和健康问题都只有依靠中医药来解决,中医药文化拥有推动自身发展的基本动力。

在中国传统文化的环境中,全社会的人们每天接触的都是中国文化,中医药文化又同构于中国文化,当人们思考自身的健康或者需要健康服务时,人们给予中医药文化充分的信任和信赖。民众的信任和认可是中医药文化发展的直接推动力。

文化是人的创造,其发展的动力还来自于践行者的主观努力。在中国古代的各个历史期,中医药文化的践行者们以坚定的信念守护着中医药学,遵循中医药学固有的认知规律从事着临床活动,在社会健康难题来临之时,他们勤求古训,勇于探索,深入思考,用自己的不懈努力创造一个又一个医学成就。

5. 中医药文化发展的启示

我们讨论中医药文化的发展历程是为了从中寻找到有利于今天的中医药事业发展的启示。

其一,中医药事业始终应面向社会健康事业的需要。我国要建设新时代中国特色社会主义卫生健康事业,民众的有太多的健康问题需要解决,在这些问题中有许多方面是可以发挥中医药优势的。针对社会上的医学难题，展现中医药文化的魅力，是中医药事业走出困境的重要途径。

其二，承古方能拓新。中医药文化经历了万年的磨砺，是无数代中华人的智慧的结晶，其中蕴含的应对人的健康和疾病问题的基本理念、基本原则、认知思路和方法等是真正的宝藏。如果无视其珍贵，一切以新为优，一切以现代化为准，至少在解决新问题的过程中失去了传统的经验和启示。人类的进步从来都是站在前人的肩膀上前进的，传承传统的智慧才能有效应对今天的难题。

其三，驾驭文化环境的能力。中医药文化发展的经历告示人们一个事实，中国传统文化环境是中医药文化繁荣和发展的最佳土壤，当西方文化占据中医药文化生存环境的主导地位时，中医药文化便失去了适宜的土壤，致使自身处于困惑的境地。西方文化的传入是改变不了的现实，中医药文化的践行者只有正确对待西方文化和现代科学文化，获得驾驭中医药文化和现代科学文化的能力，才能更有效地发扬中医药文化特色。

其四，发挥中医药文化的活力。中国大地外来一个与中医药文化竞争阵地的对手，需要的不是对抗，而是各显其能的合作。这就要求广大中医药执业者深刻理解中医药文化的本质，发挥中医药文化的特长，力争在解决现代医学难题的实践中展现中医药文化的魅力。

第二节　中医药文化与中医药人

文化是由人创造的，创造出来是为人而用的。中医药文化主要是由中医药人创造，又被中医药人所利用。

一、中医药人是创造和践行中医药文化的主体

中医药人是一个专业群体，他们是践行中医药文化的主体。

（一）中医药人

1. 中医药人的含义

中医药人是指主要运用中国传统文化的知识、理论和技能，从事与人的健康和疾病有关的认知和实践的人们的统称。

中医药人在社会中的存在主要有如下几种形式。

第一种是中医临床工作者，他们主要从事运用中医药学的理论和技能为民众解除疾苦和指导健康的社会工作。

第二种是中医药学教学者,教和学是两个不同的群体,前者的主要职责是向求学者传授传统中医药学的理论和技能,培养传统中医药的传承人;后者是中医药学的求学者,他们通过各种途径学习和掌握中医药学的理论和技能,决心致力于传承中医药文化的事业。

第三种是就职于中医药研究机构的研究人员,主要从事中医药研究工作。

第四种是中医临床、中医药学教学和研究机构的管理群体,如政府的各级中医药管理机构、各级中医医院的各职能部门、中医药院校的教学职能部门等,他们的主要职责是遵循传统中医药学的客观规律管理中医药事业,促进中医药事业的发展。

还有一种人,他们并非执业中医药者,却非常关心中医药、热爱中医药,并且对中医药文化有深刻的理解或独到的见解,其思想、观念或理论对中医药学及中医药文化的发展起着明显的作用。如在古代有许多文人、哲人在这方面曾有许多建树,这类人为中医药文化的发展做出了重要贡献,他们涉入关于中医药文化的活动,应当属于"中医药人"的范畴。

2. 中医药人的能力结构

中医药人的能力结构主要由知识、实践和语言表达三个因素构成。

中医药人知识因素的知识结构古今不同。在古代中国传统文化环境中践行中医药文化的中医药人,因时代的不同,他们主要掌握的知识有中医药学的理论和技术,有关于自然界生命、物种及其机体大致结构与功能的相关知识,有中国古代天文、地理、气候知识,有关于社会文化的儒、道等哲学相关知识,有古代自然哲学的阴阳、五行等方法性知识。正是这些具有立体性的知识结构,并将这些知识有机综合运用,使古代中医药人在当时条件下最大可能地相对正确地认识和解决复杂的人的健康和疾病问题。经验也是一个人知识结构的重要组成部分,但经验是由个人逐渐积累的,别人的经验属于社会性的知识。

由此可以看出,中医药的文化、中医药的理论和技术、中医药的健康理念等并不是纯粹的经验,而是完全符合认识论规律的古代科学。

现代科学文化环境中的中医药人的知识结构与古代中医药人的知识结构大不相同,因为现代与中国古代中医药人的文化基础不同,社会文化环境不同,最主要的是服务对象的知识结构发生了质性变化,广大社会民众是在用现代科学文化认知自身的健康与疾病,而中医药人是在用中国文化的知识认识和解决健康和疾病问题。因此,现代医药人一方面要具备古代中医药人必备的知识结构,同时也应掌握现代医药学和一定水平的现代科学文化和技术。但是目前的情况是,大部分现代中医药人并不具备足够的中国古代文化基础,这是中医药事业发展中的最主要困难。

临床中医是一个动手能力很强的职业,须具备敏锐的观察能力和操作能力,因为在临床诊治中,患者的微细变化都需要医者尽可能地全面把握,为辨证思考提供全面而真实的信息;操作是中医临床执业者的基本功,检查病情要操作,针灸推拿要操作,有时还须直接为患者煎药,帮患者实施治疗措施等。

语言表达能力是每个中医药人都需时时注意提高的基本功,因为不善于表达,就不能有效地与需要服务的对象进行文化交流。

3. 中医药人的基本任务

中医药人的基本任务是继承、践行和传承传统的中医药文化。

后辈继承先辈留下的中医药文化,是历代中医药人不忘的基本任务,这是中医药文化源远流长的原因之一。我们要建设新时代中国特色社会主义卫生健康事业,一定要弘扬中医药文化,而弘扬的前提是继承。继承是不修改不批判地接受、了解、理解和掌握,因为只有全面学到了,弄懂、弄通了,才能在实践中发扬和创新;如果一开始就抱着有选择地学习,将会丢掉许多,一代丢一点,下一代再丢一点,丢到最后什么传统都没有了。

践行中医药文化就是以实际行动遵循中医药文化的规律从事中医药实践。如果在总体上肯定中医药文化、赞扬中医药文化,具体行动时却一切以西方科学为标准,践行中医药文化则成为一句空话。在现时代中医药事业的临床中,应当自觉坚持用传统中医药学的理、法、方、药诊治疾病和引导社会健康文化的发展方向;在中医教育的过程中,应遵循中医药文化的认知规律教课和学习,要依传统中医药学的理念领会人体结构与功能,理解全部的中医药学;中医药研究应当以发掘中医药宝藏为重,为中医药发展提供理论支持,而不应以西方文化的标准衡量中医药文化。

在现代科学文化环境中传承中医药文化是一项艰巨的任务,因为中医药文化与现代科学文化环境具有巨大的文化反差,每个现代中医药人都应以对中医药事业满腔热情的态度投入这项伟大的工程,临床中医药人应当注重名老中医临床经验的抢救,尽最大努力将成功的中医临床经验社会化;国家在努力办好中医药教育,处在中医药教育第一线的中医药专业教师应努力传授传统中医药文化的真谛。

(二)中医药文化活动是弘扬中国传统文化的社会实践

中医药文化活动是中医药文化的重要内容,因为文化并不仅仅存在于文字和语言中,而且存在于人们的社会实践中,文化被人创造和利用的过程就是文化活动。中医药人是中医药文化活动的主体。

1. 中医药文化活动是一种社会实践

所谓中医药文化活动,是指社会的人们以中国传统文化为知识基础,围绕人的健康和疾病问题而发生的认知、交流和技术活动。这是社会上普遍存在的现象,因为人人都关心自己的身体健康。在古代中国文化的环境中,关于健康的文化活动只有中医药文化活动一种形式,在现代文化环境中则存在中西两种医学文化活动,中医药文化活动仍是人们非常关注和乐于参与的文化活动。

中医药文化活动的性质属于人的社会实践的范畴,具备社会实践的基本特征。其一,这是以人为主体的活动,这里的"人"包括中医药执业者、中医药爱好者和参与活动的社会成员;其二,有活动的目的,其目的都是具体的、多变的,每一个具体活动过程的目的是不同的,但可以概括为保持人体的健康,或者促使机体向健康状态转化;其三,有活动的对象,即具体要认识或解决什么健康的问题;其四,有活动的资料,如知识、经验、治病的药物、治病的用具等;其五,有过程,即所有中医药文化活动都表现为占有时间的客观过程。以上五点说明中医药文化活动具备了社会实践的基本要素,而不是如某些试图否定中医药科学性的人们所指责的是伪科学、是纯经验、是封建迷信等。

中医药文化活动的表现形式主要有诊断和治疗疾病的临床活动、健康咨询的中医药医学服务、中医药医学学术思想交流、中医药医学理论和技术的传承、民间中医药文化交流及以中医药文化为主题的文化宣传活动等。

2. 现代科学文化洪流中的传统文化浪花

在现代科学文化活动中,唯有中医药这个专业群体还可以主要运用中国传统文化的知识认识来解决人的健康及疾病问题,并且创造着巨大的社会效益;在现代社会文化活动的环境中,还有一个无形的空间,回荡着中国传统文化的声音,弥散着中国传统文化的气息,它就是中医药文化生命活力的体现。

在现代科学文化的大潮中弘扬传统的中医药文化绝不是复古和倒退,因为文化创造出来是被人用的,只要被利用的文化有利于社会的进步,有利于人类的健康,不论文化产生的年代距今有多远,人们在实践中都会重视它的存在和作用。中医药文化虽然产生和发展于我国古代时期,但是中医药文化所承载的信息和蕴含的能量,却是现代我国民众健康事业不可缺少的。在人的健康和疾病问题面前,为了减少疾病,为了提高人们的健康水平,人们不应当拒绝任何有用的文化,而应当充分利用各种有利的文化,努力发挥各种文化的特长和优势,使其在人类健康事业实践中做出应有的贡献。

在现代科学文化环境中,建设新时代中国特色社会主义卫生健康事业提倡弘扬中医药文化,并不是不与时俱进,因为强调与时俱进并不反对继承优秀的传统。反言之,继承优秀的传统正是为了新时代的进步,如果中医药人在践行中医药文化的实践中,解决了或有利于解决现代的医学难题,这种文化活动当然在与时俱进。

古老而传统的中医药文化之所以能在现代卫生健康事业中生存和践行,是因为:①中医药文化能创造社会效益;②中医药文化合理又优秀,并在现代文化环境中能独放异彩;③中医药文化历经数千年的实践而不衰,让现代的中医药人对其保持坚定的信念;④中医药文化的实际效率而被现代的广大民众所信赖。

3. 中医药文化活动践行着中国传统文化

现代的中医药文化活动是在现代科学文化环境中的实践,是中医药人以坚守传统中医药学理论和技能的医药学社会活动,是以实际行动践行中国传统文化。其一,是中医药人认识和解决健康和疾病的知识基础,是中国传统文化;其二,是中医药文化活动中各种形式的文化交流都遵循着中国传统文化的规律;其三,是中医药文化活动体现着中国古代社会生产力和科学发展的水平,其认知思维方式适应当时的生产力和科学水平;其四,是中医药文化活动的认知方式遵循着中国传统文化的思维模式。

(三)中医药人在践行中医药文化中的作用

中医药人在践行中医药文化中发挥着主体作用,具体体现在中医药文化的认知、治疗、交流、引领、传承等各个实践环节。

1. 认知中医药文化的主体

认知中医药文化就是创造和理解中医药文化,中医药人是创造、理解和解释中医药文化的主要群体,正是他们的观察和不懈的思考,才创造出辉煌的中医药文化。

2. 治疗疾病和引导健康的主体

仅凭观察和思考是不可能创造出真正的文化的,实践是创造一切文化的客观基础。以执业中医药人为骨干的专业群体,始终以社会民众的疾苦和健康为对象,为解除民众的疾苦而忙碌,为民众的健康而探索。他们一方面在运用和检验中医药学,另一方面在创造着新的中医药文化内容,丰富和发展着中医药文化。

3. 交流中医药文化的主体

中医药文化交流是中医药文化活动的重要形式,在专业文化的学术交流中,交流的双方或多方都是文化活动的主体,他们行动的本身就是在践行中医药文化;执业临床中医药人在为民众进行健康服务的过程中表现为另一种文化交流形式,在这种中医药文化交流活动中,中医药人是践行中医药文化的主体,作为医学服务对象的民众,他们不是践行中医药文化的主体,却是中医药文化活动这个客观事物的主体;还有一种中医药文化交流活动是民间的交流,其交流过程一般没有中医药专业者参与,但交流中谈论的内容是运用中国传统文化互相表述关于健康和疾病的认知。

4. 引领社会健康文化的专业群体

寻求健康和减少疾病是全社会的事业,也是全社会人人关心的问题。正是因为人人都关心,人人都需要,健康文化就成为社会最热门的文化活动。正是因为热门,各种观念、观点、议论、技术和办法等纷纷涌现,但是真正正确的、有用的科学理论、观念和办法却不多,很难确保社会上流传的名为"养生""保健"的观念和方法等是对人体有益的。

建设新时代中国特色社会主义卫生健康事业,是全社会共同参与的社会实践,为了健康事业的"健康"发展,社会的健康文化活动应当有先进的、合理的、真正对人的身体健康有益的文化,引领社会健康文化的发展方向。

中医药文化中蕴含着丰富的、合理的经过数千年实践检验的健康文化,其中包含着丰富的关于保持健康身体的理念、知识、理论、技术和办法。中医药人应当在中医药医学活动的各个环节,在与民众接触的适当场合宣传和践行中医药健康文化。

5. 传承中医药文化的主体

中医药文化是中华优秀传统文化的重要组成部分,是中华民族数千年来在抗击疾病和寻求健康的实践中,经过符合人类思维发展规律的思维过程创造和积淀的优秀文化,是中华民族的宝贵财富,是人类未来健康事业不可缺少的精神财富,必须完整地传承给后代,承担传承重任的专业群体就是中医药人。

传承的前提是继承。摆在广大中医药人面前的首要重任是真正、全面地继承传统的中医药文化,让传统的中医药文化在建设新时代中国特色社会主义卫生健康事业的实践中展现活力,只有用起来才能活起来,只有活起来才能继承下来。

继承而后是传承。传承的关键是能否原原本本地传授,如果在传承的环节就提倡创新,提倡"去伪存真"和"去粗取精",必不能完整地传承传统的中医药文化,因为在人们还没有正确理解古代中医药文化的情况下,仅凭一知半解就对古代中医药文化的某一部分采取不理睬的态度,并称以现代科学的标准衡量古代文化,这不是正确对待古代文化的应有态度。

二、中医药人是传承中医药文化的专业群体

任何一种文化的传承都需要践行这种文化的专业群体来承担,践行中医药文化的专业群体是中医药人,中医药人通过中医临床、中医药教育和中医研究三个领域传承中医药文化。

(一)在认识和解决健康问题的实践中传承

中医临床是践行中医药文化最主要的领域,也是传承中医药文化的核心阵地。广大中医临床执业者坚守中医药文化自信,深入诊治疾病的第一线,传授和接受着中医临床经验,使中医的诊疗技术代代相传。

文化自信是做好一切专业工作的主观心理基础,如果一个专业文化践行者连自己从事职业的文化都持怀疑态度,则不可能发挥传承文化的主观能动性。历代中医临床执业者对中医药文化都深信不疑,他们以极大的职业热情投入中医临床事业中,是现代中医临床执业者的榜样,每一位现代中医药人都应当继承前辈的敬业精神。

在实践中传承中医临床技艺,传承的核心是认识和解决健康问题的思维技巧。自古以来,有经验的中医药人都热情、严格地带徒,他们教得细心又耐心,常常手把手地传教。受学者刻苦勤学,在实际诊治中艰苦磨炼。在现代医学环境中,老一辈中医药执业者不

忘初心，毫无保留地将个人所知、所悟、所能全部传授给青年临床中医者。经过现代中医药学系统教育的中医药学子，他们勇于实践，紧跟临床带教中医师、中药师，不仅最大限度地收集老师的成功经验，而且注重捕捉老师的临床思维技巧，在实践中坚持用传统中医药学的理、法、方、药从事临床活动，反复实践，反复验证，勤于思考，及时总结学习体会，帮助带教老师研究和整理中医临床经验。

在临床实践中传承中医药文化，传授中医药理论和技艺，是中医药事业的光荣传统，是使中医药文化牢牢地扎根于实践之上的客观基础和科学依据，那些否定中医药学科学性的论调是站不住脚的。

（二）在中医药学教育的各个环节中传承

中医药学教育的途径和方式古代与现时代大不相同。在古代中国传统文化的环境中，中医药教育的主要形式是师带徒，即学徒跟着执业中医师或中药师从炮制中药材、从在中药房抓中药学起，渐渐地再跟师学诊病和开治病药方。

现代的中医药学教育主要是通过课堂教学的形式，大批地培养中医药专业人才。现代中医药学教育的主体层次是大学本科教学，全国各中医药院校的中医药学本科教学的核心环节有教学大纲的制定、课程结构的设置、课堂教学的实施等。

教学大纲是由若干个中医药学教育专家和教学管理专家共同研究制定，其制定的原则是遵循中医药文化的认知规律，以确保学子在校能学到真正的中医药学为目的，将中医药专业基础课和临床专业课放在最重要地位，以足够的学时保证学子完成学业。

课程设置结构中一个关键问题是中西医药学课程的比例分配，中医药学专业课的比例必须要高于西医药学专业课，其他文化辅助课、拓展素质课等都应围绕中医药学专业的学习而设置。

课堂教学过程是传承中医药文化的核心环节，中医药专业课教师要选择那些有一定中医临床经验，有扎实的中医药理论功底，有良好的课堂教学素养人上讲台；在走上课堂前，教师们废寝忘食地备课，努力钻研教学方法和教学技巧；在课堂上，中医药专业课教师以满腔的热情讲述中医药学的理论和技术，倾力引导学生走进中医药文化的殿堂；课堂后，教师又成为学生的知心朋友，耐心地回答学生提出的各种关于中医药学的问题，尽最大努力解开学生对中医药文化的疑惑。

中医药学教育是我国教育事业的重要组成部分。发展中医药学教育，培养传承型中医药人才是我国卫生健康事业发展战略的重要组成部分，现代中医药学教育面临的最大问题是如何在现代科学文化环境中，培养出大批的传承中医药文化的专门人才。

（三）在中医药研究的过程中传承

中医药研究在传承中医药文化中的作用主要表现在如下几个方面。

其一，发掘古代中医药文化。祖国医药学文化是一个无尽的宝藏，流传下来的和已发掘的，需要在研究中发掘其中深藏的奥秘，使其为今时人们的健康做出贡献；尚未发掘出来仍然深藏的古医药之秘还有许多，有待于中医药研究专家联合考古专家共同寻找。古代的中医药文化是在当时的科技条件和文化环境中，经我们祖先思维和实践升华的宝贵遗产，今时的中医药研究者们从来没有放弃对古代中医药文化的发掘。

其二，整理中医药文化。整理中医药文化是中医药文化研究中十分重要的工作，在传承中医药文化中发挥着重要作用。其整理的内容可分为古代中医药文献和现代中医药文化。整理古代中医药文献应遵循的原则，一是尽力寻找和领会古代文物、文献的原意；二是保持文献原有的风貌，为今人和后人从中汲取文化的精髓做准备；三是不能以现代科学文化的标准解释文献的原意。整理现代的中医药文化主要从以下三个方面传承中医药文化。一是中医临床经验的社会化，每个中医临床执业者的临床经验、悟出的道理等，如果不及时整理出来，借助文化传播的方式展现出来，那么这些实践的经验或思维的升华可能只存在于其个人的思维中。如果将其整理出来，公之于众，个人的认知就会成为具有社会意义的文化，他人理解和接受了此人的经验或理念、理论，并运用于解决中医问题的思考中，这就是文化的传承；二是相当一部分很有临床经验或学术思想的中医药执业者，他们或没有能力，或没有时间整理其本人的经验和思想，从而由他人帮助其研究整理成一定形式的中医药文化资料，如近年来提倡的抢救名老中医经验等，就是这种中医药文化传承的形式；三是运用概括的方法对中医药文化的某一认知领域的知识或理论进行整理，使之系统化，如现在各中医药院校适用的教材，如关于中医药学某一领域内的学术专著等。整理性工作在传承中医药文化过程中发挥着巨大的作用。

其三，证明性研究中医药文化。所谓证明性研究，是指近年来在中医药研究领域普遍存在的，运用现代科学文化和技术对古代中医药文化进行的，旨在证明其文化实质的研究。在过去的半个多世纪的研究中，这种研究走过了两条研究之路。一条路是，一切以近代以来的文化认知或科技水平为标准，凡是不符合其标准的均视为不科学、不规范、不合理而被否定，这种研究无益于中医药事业的传承发展，却为那些质疑中医、否定中医、排斥中医的人们提供了所谓的依据。另一条路是将古代中医药文化的某些理念、理论或技术作为现代研究的思路线索，用现代科学的理论和技术研究古人是怎样认识到当时那个程度的，证明古代中医药人已经达到的认知水平，并从文化发展的角度证明古代中医药文化认知表述的实际深度。

三、中医药人是引领社会健康文化发展的主力军

社会的医药学专业人员是引领社会健康文化发展的主力军，中医药专业人员是这个主力军中的生力军。

（一）健康文化是社会文化活动的重要内容

1. 最活跃的社会文化活动

社会文化活动是人的社会活动的重要内容，健康的文化活动又是社会文化活动的重要方面，因为健康文化是关于人的身体怎样减少疾病、怎样保持健康状态的文化，由此而产生的文化活动即为社会健康文化活动。社会的人们都关心自己的身体，都不希望疾病在身，都希望健康长寿。因此人人都愿意参与或关注社会健康文化活动，其活跃程度是社会其他文化活动不可比拟的。

健康文化的特点如下。其一是人人参与。古时上至皇家贵族，下至平民百姓，无人不关注；今时之人的各行各业，各个阶层，不分职位高低，不分贫富贵贱，凡有关于身体健康的文化活动，都投以兴趣，用心关注，参与其中，欲求真知，欲得好法。其二是传播最快。凡社会出现关于疾病或健康的信息，必迅速在社会传开，其传播的范围和速度与文化信息的涉及面成正比。如果社会上发生重大疫情，会很快传开，引起众人的警觉；如果有人发布什么有利于健康的好方法、好文章、好药品、好食物等，也会迅速在社会上传开。其三是文化活动的方式最多。关于祛病和养生的文化广告铺天盖地，广告的花样层出不穷；电影、电视、手机、会议等各种文化传播工具和途径都可能被人们用来传播健康文化；日常生活的各个环节也能成为传播健康文化的途径，如理发、饮食、服饰、洗浴等日常生活的各个角落都有可能成为健康文化的活动载体。

2. 最易偏向的社会文化活动

精神文化属于意识的范畴，文化活动可以对社会存在产生一定的反作用。健康文化中的观念、知识、理念、理论等都属于精神文化的范畴，如果在社会健康文化活动中出现一些不能正确反映客观事实和规律的文化，必然会对社会造成不良的后果。我国近年来社会健康文化发展很快、很繁荣，这是主流，但是，非常活跃的健康文化很容易出现乱象横生的现象，这些现象主要有如下几种表现。其一是随意发布关于健康的理念、知识或保持健康的方法，其内容大多是没有经过实践检验的不科学、不合理的糟粕文化；其二是误导性宣传，误导人们认知疾病，误导人们去买药吃，误导人们参加所谓的保健活动；其三是诱导性说"理"，诱导人们做不必要的各种医学检查，诱导人们长期服用"保健品"或购买保健用具，诱导人们过度治疗等；其四是借健康、养生、防病等名义，行营销获益之实。还有许多诸如此类的不良健康文化充斥于社会健康文化活动之中。这种不良文化的蔓延和传播，实际上影响了人的健康，浪费了人们的经济收入，降低了人们的生活质量，污染了社会健康文化的环境。可见社会健康文化是最容易偏离正确方向的文化活动。

3. 最需要引领的社会文化活动

出现上述种种不良健康文化现象的主要原因是，没有形成一个引领社会健康文化良好发展方向的、起主流作用的文化氛围,这种文化氛围需要真正掌握健康文化的专业群体来营造和构建。因此,社会健康文化活动是最需要掌握优秀健康文化的专业群体引领的社会文化活动。

能承担引领社会健康文化良好发展方向的专业群体,是医药学专业群体中热心于民众健康并致力于人体健康的研究者,他们是医药学专业群体的一部分,他们拥有关于人的生命、结构、生理、病理、康复等系统的医学理论和丰富的临床经验,他们是真正的健康文化的代表者和引领者。

在医学专业群体中,有中医药学和现代医药学两个类型的健康文化引领者,他们分别掌握着两种不同的医药学文化,分别用不同的理念、理论、知识和技术方法引领社会的健康文化发展方向。

中医药文化中的健康文化是中华民族在数千年的抗击疾病和寻求健康的实践中升华的理论、理念、技术、方法等,非常适合中国人的生活和心理活动规律;更为重要的是,自古以来我们的祖辈就非常重视健康文化的积累、整理和践行。相对于其他医药学文化,中医药专业群体掌握着相对成熟的健康文化的理论和技术,中医药人是引领社会健康文化良好发展方向的主力军。

(二)中医药健康文化的科学性和可行性

1. 中医药健康文化的合理性

评价一种文化是否具有科学性,不能只看其是否符合某一种文化的标准,而是依据这种文化是否相对正确地反映了其客观本质和规律,是否对人的社会实践具有指导作用。中医药健康文化虽然不同于西方近代以来的医药学文化,但却充分表现出文化的合理性。中医药健康文化的合理性主要体现在以下几个方面。其一是正确反映了人的生命活动本质和规律,如认为人是大自然的产物,人要健康必须顺应天地的变化,不能违背大自然的活动规律;其二是经过数千年的实践积累;其三是代代相传,从未间断,逐渐积淀;其四是中医药健康文化的理念、理论和方法等都适合中国人的心理趋向和生活习惯。

2. 经得起实践检验的中医药健康文化

中医药健康文化不是历代中医药人凭空想象出来的,而是中医药人和社会民众在生活实践中点滴感悟出来,经过历代无数人的实践检验,再经思维的升华而渐成系统的。其实践检验的可靠性体现在如下几个方面。其一,中医药文化关于健康经验的认知,不是先从理论演绎推理出来,再经受控实验而获得的,而是先在实际生活中体验到,当这种体验反复了多次才可能引起人们的注意,而后才进行有目的的试探重复,重复多次能获得一致的效应才能作为定型的经验传给后代;其二,作为健康文化实践对象的人的机体没有质的变化,在中国古代自给自足的经济环境中,人们所处的自然环境和经济生活环境数千年来没有发生质的变化,在稳定的客观环境中积累的健康经验都是可靠的;其三,现代人们的经济生活水平虽然相对于古代发生了巨大变化,但是,大自然的环境却没有发生质的变化,人的生理活动本质和规律也没有发生质的变化,因此,古代中医药人积累的健康文化同样适用于今天人们的健康需要。

3. 易于践行的中医药健康文化

中医健康文化易于理解,融于生活,方法简便,是目前最成熟的健康文化体系。

(三) 中医药人以引领健康文化为己任

中医药人不仅在中医临床、中医药学教育和中医药研究的各个领域为发展中医药事业而践行中医药文化,而且将传播中医药健康文化,引导社会健康文化的发展方向视为自己义不容辞的责任。他们把中医药文化的健康理念融于职业的各个环节,融于日常生活与社会人们的交往中,并以奉献精神服务于民众的健康事业。

1. 将健康理念融于职业

实践于中医药事业各个领域的中医药人,从来没有忘记传播中医药文化的健康理念。所谓健康理念,即如何使身体保持健康状态的基本认知观念。无论执业于任何中医药事业岗位的中医药人,都将自己实践岗位的各个环节看作传播中医药健康文化的机会。临床中医人结合诊断疾病,解释病变机制的过程,告知患者应当怎样防止这种疾病的发生;在治疗疾病时,中医药人会根据病情转归的需要,嘱咐患者配合中医药治疗的方法,以帮助机体获得最佳治疗效果;病情转归后又具体指导患者怎样促进康复。在整个治疗过程中,临床中医药人总是以深入浅出的中医药学道理说服对方,对方在接受中医药医学服务的过程中,同时受到如何防治疾病、如何自我调理机体促进康复的教育。如果广大临床中医药人都能在临床诊治中同时注重宣传中医药文化的健康理念,而不是诱导患者过度用现代仪器检查疾病、用大处方,这不仅是和谐医患关系形成的必要条件,也是为社会健康文化的大普及、为建设新时代中国特色社会主义卫生健康事业创造基础条件。

中医药学专业课教师在讲台上讲授中医药学专业课时,时常会涉及中医药学摄生知识和理论,听课的中医药大学生既有学习中医药学的任务,也有寻求自身健康的愿望,教师以学生的身体为对象,有的放矢地讲解健康理论;学生可以提出许多生活中他们遇到和思考的有关健康或疾病问题,这样的教学既生动又活泼,既容易理解又有利于记忆。在中医药学课堂讲授中医药学课程必然联系到人的健康,这是中医药学教师传播中医药健康文化最合适的场合。

2. 将健康理念融于社会交往

中医药人也是社会成员的一部分,他们也有日常生活,也需要与他人进行社会交往,因为中医药人掌握了相应的医学理论、知识和技术,人们遇到健康问题,就会很自然地想到周围的中医药人。因此,中医药人在本职工作以外的场合时时遇到人们提出的有关健康的问题,他们已习惯并乐于在各种场合宣传和讲解中医药文化的健康理念,这也是中医药人很受人们尊敬的原因。

3. 为健康事业而奉献

中医药人虽以行医或从教为职业,但从来不把为民众进行健康服务作为谋取个人利益的途径。他们认为,执业中医药人的专业努力正是为了将来社会上的人们都不需要医生的服务,人间也没有需要治疗的疾病。这是中医药人无私又美好的愿望。尽管这种愿望近时不能实现,但中医药人始终把民众的健康事业作为自己义不容辞的义务,并将这种奉献精神融于执业实践中。其一,中医药人为民众所进行的健康服务是以尽义务为主,为民众检查疾病,做出病情的判断,再开具治病的药方实施治疗等,这些都可以按劳动计以报酬;而在诊治中与对方进行的预防性知识交流等,对于求知者一方,也受到了难以估价的健康教育。可见,临床中医药人在整个医学服务中,传授健康知识、训导保健措施的健康服务处处可见。其二,正如古时一位名中医所言"但愿世间人无病,何惜架上药生尘",这是广大中医药人的职业情怀,也是现代中医药人应当树立的高尚医德。其三,近年来社会医疗环境中出现了许多与古训和医德观念不符的行为,相信这只是暂时的,是个别人的不当行为,广大中医药人为民众健康事业献身的志向是坚定不移的。

第三节 中医药学是中医药文化的核心

因为社会民众迫切需要摆脱疾苦的困扰,迫切希望保持健康的身体,激励了一个专业群体不懈地思考和探索,由此而创造了中医药文化体系。其中关于健康和疾病基本问题的阐述与实践属于专业性文化,由此而产生的关于中医药活动的人和事的文化,则是广义的中医药文化。

一、中医药学是专业性中医药文化

中医药学是指导中医药人认识人体、抗击疾病和寻求健康的专业性实践文化。

1. 中医药学是专业文化

中医药学和中医药文化有联系也有区别,可以认为中医药学是专业性文化,中医药文化有更广的文化含义。

中医药学和中医药文化的联系是必然的。其一,它们都是关于人的健康和疾病方面的文化;其二,它们都是人们在抗击疾病和寻求健康活动过程中创造的文化;其三,它们都是在中国传统文化环境中,以中国传统文化为知识基础创造的文化;其四,中医药学和中医药文化属于同一个文化体系,中医药文化体系包括中医药学。

中医药学与中医药文化的区别是多方面的。其一,两者关注的对象不同。中医药学的认知对象是人,包括人的机体、人的健康、人的疾病、治疗和转归;中医药文化通常主要关注中医药医学活动及一切与健康有关的人和事。其二,内容不同。中医药学主要阐述医药学知识、理念和理论,描述保持或恢复健康的措施等;中医药文化则可以反映抗击疾病和寻求健康的过程及其过程中的人和事。其三,文化的表现形式不同。中医药学以理论、知识和技术的形式存在,而中医药文化可以以传记、札记、杂文、诗歌、散文等多种文体形式存在。

2. 中医药学理性阐述医药学基本问题

专业文化的基本特征是,它是社会某一领域里关于实践对象"是什么"和"怎么样"的阐述。解除和减少民众的疾苦,提高社会民众的健康水平是社会实践的重要领域,这个领域中的核心是作为认知对象的人,包括人体、人体的结构和功能、人体的健康和疾病、疾病的诊断、治疗及康复,其基本问题是关于认知对象"是什么"和"怎么样"。由于中医药学是在中国传统文化的环境中产生和发展的,中医药学的基本问题就是运用中国传统文化的知识回答认知对象"是什么"和"怎么样"。

中医药学在中国传统文化环境中,出色而合理地回答了医学的基本问题,它虽然没有如西方医药学那样微观而静态地回答医药学基本问题,却在宏观层面,从人的整体联系的角度分别回答了医药学的基本问题。

其一,回答了人的生命本源问题,认为人的生命和人的机体是大自然的产物,人依赖于天地而生存,人不能脱离天地,人只能适应天地而生存,人若违背天地必然不能安生。其二,回答了人体的本质问题,人是一个具有整体联系和整体功能的生命体。中医学的藏象学说阐述了人体的宏观结构与功能,认为人体内有五藏、有六府、有奇恒之府、有气、有血、有经络,它们各自发挥自己的功能,又相互配合,共同形成体内功能系统;中医药学的人体观认为人体有四肢百骸,以支撑人体,与体内系统相结合共同完成人体的结构与功能。其三,回答了人的生命、健康和疾病相互关系的基本问题,认为人的生命之所以能保持健康的状态,是因为人体有正气存内;人之所以发生疾病,是因为邪气的干扰。邪气的来源主要有三,即来源于人体本身的某些不协调、来源于人体以外的环境条件的不适应、来源于其他对人体的损伤。

我们之所以认为中医药学理性地反映了医药学的基本问题,是因为古代中医药学家经过了符合人类思维发展规律的认知过程,从而有力地证明了中医药学的合理性和科学性,我们从中医药学中可以追溯出如下认识论的依据。

其一,合理的认知观。有人以中医药学没有建立在客观实体观察人体基础上为由,质疑中医药学的科学性,岂不知在两千多年以前的人类生产和科学条件下,人们哪里有近代以来的科学能力。但是,我们的祖先从来没有停止对人自身的认知,他们通过宏观观察人的活动,通过人体在活动状态下表现于外的信息,揣摩人体内的情景,并在持续的观察和治病效果中逐渐深入对人的认知。

其二,合理的认知方法。客观事物及人的社会存在和活动是极为复杂的,需要运用恰当方法把握事物的本质、规律和联系,古代中医药人就借用中国文化自然哲学中的方法性理论,如用阴阳理论说明医学事物的对立关系,用五行理论说明事物之间相互促进和相互制约的关系,从而使中医药学的理论深深地植根于中国古代哲学辩证认知事物的土壤。

其三,有机动态自然观。中国传统文化没有萌生构造性自然观的认知基因,却创造了有机动态自然观,即在宏观层面,在客观事物的活动状态下,通过事物表现于外的信息揣摩内部的情况,在进一步的实践中证实其对事物内部的揣测。中医药学创造性地运用和发挥了有机动态自然观,中国文化的道德观不允许医者有目的地解剖人体,古代中医药人主要依靠人体在活动状态下表现于外的信息,揣摩人体内部的结构与功能,并在继续的观察和临床诊治中进一步验证其揣测的正确程度,在不断的实践中逐渐校正。整个中医药学的基础理论和实践体系都是建立在这种认知观之上的。

其四,不脱离事物形象的思维规律。中国传统文化没有形成以抽象概念为细胞的抽象逻辑思维机制,中医药学却走了一条以不脱离客观事物表象为主的形象思维之路。这条路是中国古人在相对较低的生产力和科学水平条件下走出的成功之路,中国古代科学技术主要经过的都是这条道路,这条思维之路的活力在于它适应于较低的以手工劳动为主的生产力水平。

3. 中医药学的实践体系有效维护着民众的健康

中医药学的专业文化特征还表现在其拥有与理论体系相配套的实践体系,这个实践体系包括实践理论、实践技术和实践工具。

实践理论是建立在中国传统文化和中医基础理论之上的,是运用这些理论对健康、疾病、诊病、治病、药物及药物的配伍等实践各方面形成的理性认知的反映。如健康理念中的"治未病"学术思想;如疾病理论中的病因、病机学说;如诊病理论中的八纲辨证、六经辨证等辨证体系;如治病理论中的以"平调阴阳"为核心理念的调理机体的思想等;如药物理论中的中药学关于中药材的"四气五味""升降沉浮"及药物的功用理论等;如药物配伍理论中"君、臣、佐、使"的配伍原则等。

实践技术是中医药学有效维护民众健康、发挥中医药学社会效益的基本途径。这些技术主要有诊察病情技术,治病调理技术,汤药煎煮技术,丸、散、膏、丹制作技术,针灸技术,推拿技术和拔罐技术等。

实践工具的创造和运用也是中医药文化的重要内容,是中医药人从事中医药实践必不可少的劳动工具。主要有:中医诊病抓药的堂舍,诊脉的桌椅、腕枕,盛药的药柜,称药的秤,炮制药物的各种器具等;古时宋代还创造了教学用的针灸铜人等。

二、中医药学是中医药文化的主体形式

人们在运用中医药学进行抗击疾病和寻求健康的实践中产生了中医药文化,因此,中医药学是中医药文化的主体形式。

1. 中医药学是中医药文化的核心形式

中医药文化是对抗击疾病和寻求健康活动的各个方面的反映,不仅涉及专业理论和技术,还涉及人文、经济、社会活动、道德伦理等。但是,所有的中医药文化及中医药文化活动都围绕着中医药学,中医药学是一切中医药文化乃至中医药文化活动的核心。中医药学在中医药文化中的核心地位可从以下几个方面认知。

其一,中医药学是一切中医健康理念的知识来源。中医药学关于保持健康身体的理论、关于"治未病"的学术思想等都源于中医药学。

其二,中医药学是一切寻求健康的中医药文化活动的依据。社会中流行的合理的、良好的、有效的保健方法或措施,其原理或原则也来源于中医药学,有许多保健方法或技巧直接出于有经验的中医医生或养生名家。

其三,中医药学是中医临床辨证论治的理论依据。中医能看病,中医临床可以获得理想的疗效,都源于中医药学的理论指导,历代中医药名家无一不是熟读中医药经典而拥有深邃的中医药理论,那些认为中医临床只是经验没有理论的论调是没有根据的。

其四,中医药学是中医药人宣传和践行中医药文化的知识和思想来源。中医药文化活动的重要内容之一是通过中医药人的宣传和实际行动,让人们都了解和践行中医健康文化,宣传内容的知识、理念和方法只能从中医药学中来,将中医药学中深奥的医药学理论经过深入浅出的转化,为广大民众提供通俗易懂的中医健康文化宣传资料。

其五,中医药学是医患文化交流的专业依据。医生为民众的健康服务是一个复杂的文化交流活动,中医药人为民众当面解释健康和疾病问题,需要根据服务对象的身体具体情况,依据中医药学的理论和本人的临床经验与服务对象进行文化交流。

其六,中医药学是中医伦理观念和道德标准的理论文化根据。中医药人为民众进行健康服务的行为标准和道德界限是以中医药医学实践目的为准则的。

2. 中医药医学实践为中医药文化提供丰富素材

中医药医学实践是有着广阔领域的社会活动。因为中医药医学活动过程存在着人与人的交往,存在着中国传统文化与现代科学文化的碰撞,存在着中医药文化与西医药文化的碰撞,存在着权利与义务的关系,存在着责任与利益的关系等复杂的客观事物的联系,其活动过程注定要出现复杂的社会问题和多彩的社会现象,这些问题和现象为丰

富中医药文化提供了丰富的社会活动资料。

中医药医学实践为中医药人文文化提供了丰富的关于医学活动的生动资料。古今中医药人在认知和解决人的健康与疾病的实践中,经历了无数的艰难险阻,社会不断地给中医药实践提出了许多问题,历代中医药人都依靠中医药学的理论和技术逐一解决了困难,发展了中医药学,也留给社会无数可歌、可赞、可记载的人和事,有中医药人自己写下了数篇行医、采药的经历,有社会文人为名医或重大医药事件记载了动人的故事,还有许多中医药人的医事、药事被收入经、史、子、集等经典中,成为可靠的人文史料。

中医药的医药学知识或实践还为中医药民俗文化提供了知识或技艺资料。如有的民间治病或养生的小验方、小技能等,都是中医药人根据中医药学有关健康理念或医疗经验流传到民间,成为中医药民俗文化的重要资料来源。

中医理论的基本理念或医疗原则等是中医药社会文化的理论基础,如中医伦理、道德文化的思想和行为准则都依据中医理论而形成。历史上许多有名气、有建树的中医药大家,都是中医医德的模范代表,如东汉张仲景弃官行医,为民除疾健体的事迹被后人大加赞赏;孙思邈既是行医的名家,又是中医道德理念、医德理论的集大成者。

3. 中医药学主导着中医药文化的发展方向

中医药文化是我国社会文化的重要组成部分,中医药文化活动是我国社会文化活动的重要方面,在我国社会生活领域占有重要的地位,因此,中医药文化发展的方向直接关系到社会文化活动的质量。

中医药文化是关于人的健康的文化,所以关注的人特别广泛,涉猎的人也特别多,发表见解的人也很多,这些关于健康和抗病的文化流传得也特别快、特别广,但是这些文化中有关健康的理念、方法、技艺或措施等是否正确、是否适宜等,就需要相对正确或可靠的科学性的文化作参照和引导。

以什么作为社会中医药健康文化的主导,这是关系到中医药文化向什么方向发展的大问题。中医药学是中医药文化的核心,主导着中医药文化的发展方向。

其一,中医药学主导着中医药文化发展的理念。中医药文化是关于健康的文化,中医药文化的发展应树立一切为了社会民众健康的基本理念;中医药文化根植于中国传统文化的土壤,中医药文化的发展应体现出中国传统文化自信的理念。

其二,中医药学主导着中医药文化发展的原则。一是合理的原则,中医药文化的发展应当围绕着民众健康这个原则;二是科学的原则,中医药文化的发展不能被不符合中医药学基本理念的庸俗文化所干扰;三是弘扬中国传统文化的原则,中医药文化的发展不能以现代医药学的认知为标准。

其三,中医药学主导着中医药文化发展的途径。中医药学的文化本质和社会功能是引导中医药文化发展的主体因素,决定着中医药文化的发展走什么道路,通过什么方式更有效地服务于国民的健康事业。

三、中医药文化真实地反映着中医药人的医学实践

中医药人的医学实践因艰辛而受到社会的尊重,因给民众带来幸福和健康而备受社会的关注,因复杂多变而丰富多彩,中医药人文文化真实地反映着这种特殊的社会实践。

1. 中医药文化记载着古今中医药人的医药故事

历代中医药执业者在抗击疾病、在为人们找回和保持健康的实践中,创造了许多人间奇迹,留下了许多动人的故事,是丰富中医药人文文化最真实的原始素材,激励着人们用多种文化形式传颂中医药人的事迹和美德。

反映中医药人医药学活动的文化形式多种多样,首先最多的是记叙文,记录着执业中医药人从事中医药医学活动的人和事,有以写人为主的传记式文学,有以写事为主的名医治病的故事;其次的文化形式是杂文,如札记、随笔、医语、医话等;也有少量的议论文,有议论医德的,有议论医事、药事的。

参与中医药人文文化写作的有社会上的文人,他们或是中医药爱好者,或是执业中医药人的真朋好友,或是中医药医学实践的受益者;执业中医药人是记录中医药文化的另一支文化人,他们在执业之余乐于将自己对中医药职业的认知,投身于中医药职业的原因和志向、执业过程的趣事及执业的体会和感想等,借助合适的文化形式表现出来,如医圣张仲景在《伤寒杂病论》一书中的自序等。

中医药人文文化在我国古今社会文化活动中发挥着重要的作用。其一,它是社会民众了解中医药职业、了解中医药人、理解中医健康和抗病理念的重要文化窗口。社会民众正是通过这种文化的传播和交流,了解了中医药职业、理解了中医健康理念、信赖了从事中医药职业的人。其二,有利于弘扬中国传统文化。中医药文化倡导健康生活,调节生存心态,培养良好生活习惯的过程也起到了弘扬中华美德的作用。其三,为构建和谐社会,调节人与人的和谐关系起到了积极作用。其四,丰富了中国传统文化的内容。中医药文化活动为中国古代文化的历史、文学、艺术、宗教等提供了丰富的素材资料。

2. 中医药文化真切地反映着中医药人的情怀

中医药人不论在执业过程中,还是在日常生活中,都不忘向社会宣传中医药文化。他们在宣传中医健康理念的同时,或借助与民众进行中医药文化交流,或通过中医药文化的适当形式,向民众展示中医药人的情怀。其内容主要有如下几个方面。

其一,表达中医药人对人的生命的无限热爱。古今执业中医药人不仅热爱自己的生命,同时热爱天下所有人的生命,他们总是以满腔的热情投入专业之中,用自己的知识和技术解除他人的疾苦,维护民众的健康,将自己热爱生命的情怀融入执业的实践中。

其二,坚守中医药学和中医药事业的文化信念。中医药学之所以历经数千年而不

衰，一个重要因素是中医药人对中医药学和中医药事业的坚定信念，特别是在现代科学文化环境中，中医药人仍然坚信中医药学的科学本质，坚信中医药事业一定能继续为人类的健康事业做出特有的贡献，他们对中医药文化的自信体现在中医药事业的各个环节。

其三，奉行"但愿世人安康"的职业情操。"但愿世间人无病，何惜架上药生尘"，这是古时一位名中医对自我职业情操的表白，意为希望人们都没有疾病痛苦，都不来找他看病，他不能因此而获得一丝利益也心甘情愿。这位先辈道出了执业中医药人的心声，古代执业中医药人是这样想的，也是这样做的，他们是现代所有执业中医药人的楷模。

其四，坚持执业不谋私利的职业道德。在古代中医药文化的文献记载中，有不少反映古代中医行医不谋私利的文献记载，有社会文人赞美中医药人的，也有医药家自我表白的。据历代各类文献记载，古代没有哪一位是因行医而发家的。

其五，发扬不畏艰难的敬业精神。行医难，难在有成效地为民众解除疾苦，难在不辞辛苦，不怕与各种患者接触，不怕与各类病魔斗争。自古以来的中医药文化记录了许多名医艰苦学医的事迹，赞美了许多名医忘我敬业的精神，如关于李时珍踏遍深山老林采药的记载，典型地反映了执业中医药人的奉献精神。

其六，表现出孜孜不倦的进取意志。中医药文化中虽然没有记载古时某一位中医药名家"头悬梁，锥刺股"的钻研事迹，但古往今来，每一位精于中医药者都如张仲景"勤求古训"那样经历过艰难求学的辛苦，"汗牛充栋"生动形容了古代中医药人为增加学识而达到的阅读量。

3. 中医药文化展现着中医药学发生发展的历史

中医药学是关于人体、生命、健康、疾病的科学和技术，中医药学不承载自身发生发展经历的记录，中医药文化却可以通过传记、杂文、文学等多种形式记录中医药学的发生发展经历。正是中医药文化的繁荣和传承，才使中医药学拥有辉煌的历史。

第四章　中医药学的理论和技术

中医药学是中医药文化的核心,也是中医药文化的专业文化,在文化层面了解中医药学的文化特点,是中医药文化通识教育的重要内容。

中医药学是一个庞大的文化体系,由理论和技术两大部分组成。其中理论部分又分为基本理论和应用性理论。

第一节　中医药学的基本理论

中医药学的基本理论是指在中医药学实践中发挥基本指导作用的专业理论,从文化学的意义上可以划分为中医药的中医基础性理论和中医学方法性理论。基础性理论是指在中医学中起基础指导作用的理论;方法性理论是指在中医理论中用于思考和说理方法的理论。

一、中医基础性理论

中医基础性理论主要有藏象理论,精、神、气、血、津、液理论,经络体系。本节主要从文化角度简要介绍上述理论知识点的含义及应用。

(一)藏象理论

藏象理论又称藏象学说,它之所以是中医药学的基础性理论,是因为它阐述着关于作为医学对象的人的机体"是什么"和"怎么样"的基础问题,回答着人体的宏观结构与功能的基础问题,主要包括五藏、六府,以下分别做一简要介绍。

1. 五藏

五藏一词源于《黄帝内经》。藏者,有躲藏之意,藏于内之意,即藏于人体内的五个系统,五藏的共同功能是藏精气。《黄帝内经》认为人的机体内有五种藏于内的功能系统,分别是心、肝、脾、肺、肾五个功能系统。自西方医学传入中国,近代以来的中医著述多将"藏"与"脏"画等号,认为《黄帝内经》的"藏"是西方医学的脏器。其实《黄帝内经》关于"藏"的含义不是指实质的脏器,而是指藏于人体内无形的功能系统。

心者,中医学认为心为君主之官,有统管全身的内在功能之意,为肝、脾、肺、肾诸藏之首;心有主管神志的功能,人的智慧、神明、喜、怒、哀、乐等情绪状态都出自于心;心还主血脉,血之所以运行周身,都是由于心气的推动。民众日常说的"心思""心眼""心情"等都是在这层含义上对"心"的认知。

肝者,中医学认为肝在五藏之中具有疏泄之功能,主管人的生命体内疏通气机,使气血条达而不混乱,故有"将军之官"的称谓;肝还有藏血的功能,中医认为人体在夜晚入睡以后,血都归于肝储藏起来;肝还藏魂,魂是人的生命现象的体现,中国文化或中医文献中多指梦的活动。

脾者,中医学认为脾为后天生化之源,将其归为五行中的土,是人体后天生长发育的物质基础的生化之源,即脾的功能为人的机体生命活动、人体运动、人体生长发育提供营养来源,如人体的血、津、液、肉、筋等都要靠脾提供营养;脾的主要功能是运化水谷,即将摄入体内的食物转化为精微,再运输到全身需要的地方;脾还是生血之源,意为人身之血全靠脾的功能源源不断地输送营养;脾还主四肢、主肌肉,意为人体活动的力量、肌肉的健壮都要靠脾运化水谷功能的供养。

肺者,中医学认为肺是主一身之气的内藏功能系统,肺为"相傅之官",可以体会为中国古代朝廷中宰相的职责,主要体现在主理治节;肺主气,统管一身之气,人身体的气都由肺主管,肺的活动掌管着呼和吸;肺还有通调水道的功能,肺为水之上源,管理着水向外布于周身,向内滋润着五藏六府。

肾者,中医学认为肾为先天生化之本,肾藏着父母给予的生命化生的精气,也是人体传宗接代的先天之精气;肾主水,统管着人体周身水的运化和代谢;肾还主管纳气,摄纳着由肺吸入人体的清气,促进机体内外气之交换作用。

2. 六府

《黄帝内经》将胆、胃、小肠、大肠、膀胱、三焦称为"六府","府"是传化、腐熟水谷的地方,共有上述六处,其共有功能是化水谷而行津液。近代以来将"府"与"腑"画等号,认为《黄帝内经》的府即为腑,实际上两者的古今含义是有区别的。

胆,主决断定勇怯,输泄胆汁以助运化水谷;胃,主受纳、腐熟水谷;小肠,主盛受化物,分清泌浊;大肠,主传化、排泄糟粕;膀胱,主受纳排泄水液;三焦,主通行元气,运行水液。

其他还有命门、奇恒之府等,此不赘述。

(二)精、神、气、血、津、液理论

中医学关于精、神、气、血、津、液的理论也是中医药文化经常涉及的基本知识,以下分别做一简要介绍。

1. 精

精,是人体生命活动的基本物质之一。中医学有广义、狭义之分,狭义之精指藏于肾的先天生化之精,即生育后代的基础物质;广义之精泛指人体的一切精微物质。精是人体正气之本,人体的生命活动、智慧的产生、体力的操作及抗击疾病、修复人体正常功能等都是人体之精的作用。

2. 神

神者,人之特有,是魂与魄的综合体现。神亦有广义、狭义之分,广义之神泛指人体内在生命的外现,常有神志、神明、神态等词语表示人的神气外现;狭义的神指人的精神、意识、思维活动。

3. 气

气,是构成世界最基本的物质。中国传统文化多用"气"表示一切事物的运动,表示事物运动的力、事物的作用等。中医学关于气的含义有二,一是指构成人体和维持生命活动活力的精微物质;二是指人体内的各种功能。气有元气、宗气、营气、卫气等之分。

4. 血

血,是循行于脉道之中赤色的富有营养的流动物质。血的主要功能,一是营养和滋润全身;二是作为人的一切神志活动的物质基础。中医学对血的认识不完全等同于西医学的血液,如中医常说的营血,其含义较为深刻。

5. 津和液

津液是人体里各种正常水液的总称,它们有两种状态,清者为津,稠者为液;津液可合称,也可分称;津液存在于人体的各个部位,起着滋润和濡养的作用。

(三)经络体系

经络学说及经络体系是中医基础理论的重要组成部分,在中医临床实践中发挥着重要的指导作用。

经络是古代中医在实践中,通过观察人体在活动状态下表现于外的信息,经想象而形成的人体内气血运行的通道。人们运用现代科学的手段没有找到关于经络在人体内的物质实体,并不等于中医学经络理论不存在和不合理。相反,中医针灸、推拿等诊治疾病的效益证明了经络的存在,证明了经络学说的合理性。

经络体系主要由经脉和络脉组成。经脉又由正经和奇经两种组成,正经有十二条,奇经有八条;络脉是经脉的分支,有别络、孙络和浮络之分。

二、中医学方法性理论

中医学方法性理论是指这些理论不是古代中医学家的创造,而是中国古代自然哲学理论中的重要内容,是古代中医将这些理论引来用于认识和阐述中医学道理的。中医学方法性理论主要有中医阴阳学说和中医五行学说。

1. 阴阳学说

阴和阳本是古代自然哲学的一对范畴。最初古人将太阳照到的山坡称为阳,太阳照不到的山坡称为阴;因为阳面山坡暖和就将暖和称为阳,阴面山坡寒冷就将寒冷称为阴;有太阳的地方有光亮,就将明亮称为阳,黑暗称为阴;白天有太阳又明亮,故白天为阳,夜晚为阴……后来人们发现被分别称为阴和阳的两个事物都具有对立关系,都是指同一事物的两个方面,而且两个事物又相互依存,在一定条件下又相互转化为对方。在中国传统文化中,关于此类事物的阐述和实际运用很多,成为当时人们说理议事的常用方法。近代哲学家将这种认知思维方式称为古代朴素辩证法,朴素对立统一认知观。

古代中医生活在中国传统文化的环境中,他们必然引用上述认知思维方式用于医学问题的思考之中。中医学在阐述中医道理时常常这样引用阴阳理论。

其一,用于说明人体的结构。中医学引用阴阳说明人体结构时称人体外为阳,里为阴;在说明脏与腑的关系时认为腑为阳,脏为阴;背为阳,腹为阴……

其二,用于说明人体的生理功能。人体的生理活动多种多样,中医学将具有对立关系的生理活动分别用阴阳表示,如呼吸中的呼气为阳,吸气为阴;人体动为阳,静为阴;气与血功能中气的推动为阳,血为阴……

其三,用于说明人体疾病的变化。人体内的阴阳是动态的,有时阳可偏盛,有时可偏衰;有时阴偏盛,有时阴偏衰;有时阴阳可以相互转化,有时可能阴阳分离等。

其四,用于诊断疾病。中医临床理论有八纲辨证,阴阳为总纲,表、热、实证都属阳;里、寒、虚证都属阴;以脉诊部位分阴阳,寸部为阳,尺部为阴;以脉象分阴阳,脉搏频率快为阳、慢为阴,脉表浅为阳、深沉为阴;望诊以人体或局部的颜色、性质分阴阳,鲜亮、表浅为阳,晦暗、深沉为阴等。

其五,阴阳理论也被用于中医治疗。如将发汗、温补称为阳,将敛汗、泄下称为阴;中医治病的原则是平调阴阳,将阴阳的失调调理为阴阳平衡等。

其六,中药的治病作用也分阴阳。中药有"四气",亦称四性,即寒、热、温、凉四气,其中热和温性药属阳,能治阴性之病;寒和凉性药属阴,能治阳性之病;中药的功用还有"五味",即辛、酸、甘、苦、咸五种,其中辛、甘味属阳,酸、苦、咸味属阴;此外,中药的作用方向有"升、降、沉、浮",其中升和浮为阳,降和沉为阴。

2. 五行学说

五行即木、火、土、金、水,"五"是指这五种最常见的自然物体或现象,"行"有运动、活动、关系之含义。五行中的每一行都有自己的特性,五行是指这五种物体或现象之间的动态关系。木,有向上、舒展、生发的特性;火,有炎上、温热、上升的特性;土,有孕育、长养、承载的功能;金,有顺从、变革的特性;水,有滋润、下行、向下的特性。五行有相生的关系,即木生火,火生土,土生金,金生水,水生木;五行还有相克的关系,即木克土,土克水,水克火,火克金,金克木。

五行学说亦是中国古代自然哲学的一个重要范畴,被古代中医引来说明医学事物中多种事物之间关系的道理。

其一,用于说明五藏各自的生理功能。肝属木,性柔和又条达,怕抑郁;心属火,性温热而炎上,有温煦的作用;脾属土,有生化万物的特性;肺属金,性清肃、收敛,有肃降的功能;肾属水,性润下,有寒润、下行、藏精的功能。

其二,用于说明五藏之间的关系。五藏之间有相互滋生的关系,用木生火的道理说明肝生心,肝血可济心的关系;用火生土的道理说明心生脾,心的阳气可以温脾等。

其三,用于说明五藏的病变关系。中医临床医生为了解释疾病变化的机制,有时将肝经的病传至心、心经的病传至脾、脾经的病传至肺、肺经的病传至肾、肾经的病传至肝等,用母病及子的五行相生关系解释。同理,有时还用子病及母的五行关系解释病机的变化。还用五行相克的关系说明疾病的变化。

其四,用于说明疾病的诊断。最常见的运用方法是将四诊获得的症状,按五行属性归类,再按五行生克关系寻找疾病的原因和发展趋势。

其五,用于说明疾病治疗的道理。这里仅举一个古代中年中医为老年中医治病的例子,可以生动地说明五行学说在中医治疗疾病中的应用。传说很久以前的一方名老中医病了,病后闭门休诊,茶饭不思,郁闷不乐。一方之内多名中医闻讯先后前来探望并予以察色切脉,查得老中医脉沉迟,舌淡苔薄白,情志不遂,问其原因是日前与家人生气,数日寡欢不乐,众医一致认为其病机为肝郁气滞,木郁横克脾土,先后出方如逍遥散加味、柴胡疏肝散加减等,也有诸方裁减合用,终不见效。后有一中年中医前来探望并诊脉拟方,开具药方之时,老者探头视之,医者掩之曰:"为徒医技不才,恐惹尊师不悦,待为徒方毕远离为师可审之。"老中医见徒医远去,急打开药方阅之,阅方未尽,老者便哈哈大笑,自言自语道:"我一方之内竟有如此不懂中医医理者。"遂将药方大声读出:"当归、川芎、白芍、熟地黄、桃仁、红花、桂枝、益母草、三棱、莪术、丹参等,这不是给我开的温经汤嘛!我这个七十多岁的老头子,你给我调什么月经呢!真是太不知天高地厚,竟然在我老中医面前现丑!"此药方自然不会照方抓药。此后几日却被老翁时时想起,便拿出那张处方再读,每读每笑……又隔几日老翁却自觉病愈,茶香饭进,便开诊迎客。诊余择一晴日,备好酒菜,答谢诸徒。席间,老翁又拿出那帖药方说是在座的某位徒弟开具的为他治病的处方，众人传阅顿时引来大笑。此时那位中年徒弟起坐而应之："此方系本人所为，众师兄师弟都为先生出方而不效，先生之心病非药力所能及，心病必用心药治，先生本是因情志不舒而致肝郁气滞，气不顺则肺气不畅，我用滑稽之方以激先生之悦，促其渐忘烦心家事而病趋自愈。"众人一听齐声赞其技艺高超。

此医案正是运用了不同情志的五行生克规律，不用中药反用情志的调节治愈了老中医的病。

三、中医学的其他重要理念

中医学有许多基本认知观念，此举几个重要理念加以阐释。

1. 人与天地相应

人与天地相应的观念本是中国古代哲学自然观的一个基本命题，其认知的渊源来自于中华史前文化的巫文化，中国原始巫文化中有顺势巫术，原意为人的行为要顺不要乱。进入文明时代后我们的祖先更深刻地认识到，人的活动要顺应于大自然，天地是人们生存的空间，天地的变化影响人的生存，人一定要适应天地的变化，否则就不利于人的生存。

古代中医将社会上的哲学理念引入对人体生命、健康和疾病的认知过程，成为中医学自然—人体生命观的基本理念之一。在这种理念的支配下，古代中医将人的生命活动、精神活动和机体的活动，都纳入天之下和地之上的自然统一体认知医学事物，其主要体现有如下几个方面。

其一，顺应四季而摄生。《黄帝内经》中有顺应四季养生基本法则的详细描述，其中还有"春夏养阳，秋冬养阴"的主张；中医学认为人居天地之间，人的活动要适寒温，意为顺从天地气候的变化；人的活动不能违背自然规律，那些有意耐寒温的锻炼是有害于身体的。

其二，人的生理活动与天地的运转息息相关。中医观察到人的脉象春天多浮，夏天如钩，秋天下沉，冬天入里；人的情绪的变化也与天气的变化有关；人的寿命与人居住的自然环境有很大关系等。

其三，自然与人的发病和治病也有密切关系。春天大地万物萌生，人的许多旧疾容易复发；夏天天气炎热，人多耗散阴津；秋天燥气盛行，易伤肺气；冬天寒冷，人的气血多收敛；冬伤于寒，春必病温。

2. 整体观念

中医学的整体观念主要包括两个方面：一方面是人与天地是一个大整体，中医在认知人的生命、生存、生活等与人的健康关系时，都将人纳于天地之间，具体认知前条已述；

另一方面是将人体看作一个完整的、相互联系的、不可分割的有机体,其具体表现如下。

中医学的人体整体观是多层次、多方面的。其一,人体的生命活动是一个整体,人体的每一种功能,每个脏腑都承担人体一部分功能活动,缺一不可,缺少了就会影响机体的正常功能;其二,人体的内脏与体外表现是统一的整体,人体内的脏腑活动的正常或异常都会通过经络表现于外;其三,体内的五个功能系统也是一个相互联系和依存的整体,如果某一脏发生病变,无论是功能活动过胜还是衰弱,都会影响相关的内脏,如肺气虚弱致气虚,会影响心气的不足,不能鼓动气血运行周身;其四,脏腑之间有着密切的联系,每个脏都与某一腑有直接联系,如心与小肠有联系、肺与大肠相联系、肝与胆相联系、脾与胃相联系、肾与膀胱相联系;其五,中医的临床诊断和治疗都是在人体整体观念的指导下进行的。

3. 司外揣内

中医学没有主要通过解剖方法认识人体,而是主要通过"司外揣内"的方法掌握人体的。所谓司外揣内,即依据人体在活动状态下表现于外的信息,揣摩机体内的结构、功能及活动状态。在这样的认知理念支配下,中医学对人体的认知表现出如下特点。

其一,中医学没有主要通过打开人的机体观察人体的实体结构,使中医学关于人体的认知没有建立在形态学基础之上;其二,中医学建立了以功能活动为核心的人体学;其三,中医学的基础理论如藏象学说,精、神、气、血、津、液理论和经络学说等,都是经这样的认知形成的理论体系;其四,经司外揣内构思而形成的中医理论都是经想象和形象性构思而虚构的;其五,虚构的理论经过实践的验证就是具备了合理性的古代科学。

4. 医者意也

意会是中国传统文化特有的认知方式,意会是心领神会的意思,但是难以用清晰的语言说清事物的道理。意会性认知普遍存在于中国传统文化的各个领域,如中国古代哲学、中国古代诗词、中国古代艺术、中国美术等,其中的寓意都是在意会中把握的。

"医者意也",是说中医学的许多道理、认知只能在意会中理解,而难以借助清晰的语言表达出来。这种现象常在以下几种情况出现:一种情况是学徒跟老师学习过程中领会老师的诊治思路和对疾病状态的把握;另一种情况是中医自己对认知中事物的把握,似心中有数却又说不清事物之间的复杂关系;还有一种情况是在学习中医学时,在领悟中医理论的某些知识点的过程中,如中医理论的"上焦如雾"和"雾露之盖"等,这是描述"肺为水之上源"的具体景象,但是如何表达其医学道理,却很难做到,只能在意会中理解。

5. "象"的理念

中医学理论中没有明确的抽象概念、严密的逻辑演绎和准确的量化指标,把握事物的认知思考主要是运用象思维实现的。所谓象思维,即利用观察到的形象、记忆中的形象、想象中的形象,寻找事物形象之间的联系,这种认知思维属于现代思维科学研究的形象思维。我们中华民族在创造精神文化的认知思维中,主要运用的就是形象思维,中国是形象思维的故乡,《周易》是形象思维的产物。

中医学形成于距今两千多年以前的中国第一个文化盛期,当时在中国传统文化的环境中,并没有形成以实体观察,定性、定量分析和以抽象概念为基本单位的社会思维模式,而是主要依靠对客观事物形象之间联系的把握思考医学问题,指导医疗实践。

6. 中医生命观

中医学对生命的理解是建立在对大自然基本认知基础上的。中医学认为,人的生命是天地阴阳交会的产物,人秉天地之气生,父母的先天之精交合是生命的直接来源。生命的历程和长短各人不同,影响个体生命历程的主要因素是天地的因素,即大自然的条件适宜人生存,人的生命就不受到影响,反之则折人寿;中医学认为,人的心理活动支配的个人行为,每个人的行为一定要适应自我个体生命活动的需要;中医学所有的理论、理念、知识和技术等都是在对活动着的人体观察和思考基础上产生的,一个人的生命一旦不存在了,所有的中医学理论和实践技术都不存在了。

第二节　中医药学的应用性理论

中医药学应用性理论是指在中医药学活动中,中医药人运用中医基本理论从事实践过程中形成的实践性理论。主要有中医临床理论、中药及方剂理论和历代中医学术思想等。

一、中医临床理论

中医临床理论很复杂,有临床基本观念的理论,又可以根据病种的不同而形成分科性理论,如中医内科学、中医外科学、中医妇科学、中医儿科学等,其中既有理论又有技术。本节仅从中医临床基本观念的层面做一介绍,其内容主要有中医健康观、中医疾病观和中医调理观。

1. 中医健康观

中华先民在认识人的健康和疾病过程中,首先要思考什么是健康。中医学认为,人体的健康包括多个方面。其一,个体的人只要先天禀赋良好,这个人应该有健康的身体。其二,人体的健康包括这个人的情志舒畅,中医学的情志指的是喜、怒、忧、思、悲、恐、惊七情,人生在世不可能永远是快乐的,但遇到和发生不好的情志状态要及时排解、及时调整,尽快恢复良好的情志状态。而良好情志状态的保持,需要良好的心态,良好的心态来源于对客观事物正确的认识。其三,人的健康是建立在良好体质基础上的。人的良好体质的保持需要个人经常使机体处于适当的活动状态,即古人说的人要动,人体不能长期处于静的状态;人又不能长期处于过度活动状态,应当动静结合;人的活动不能超越个体承受能力,古人说人体的劳动"不当使极尔",即不能过劳。其四,人体的生长发育是有规律的。《黄帝内经》分别描述男女发育的规律,女子每成长七岁为一个发育的节点,男子每成长八岁为一个发育的节点,顺应这个规律人就是正常的。生、老、病、死是人生的正常现象。

2. 中医疾病观

中华先民最初可能不知道什么是疾病,疾病的发生给人们带来的痛苦,使人们不得不思考什么是疾病及如何摆脱疾病。中医学对疾病认知的基本观念贯穿于中医临床的各个方面,下面主要介绍中医学对发病、病程及诊病的基本认知。

疾病是什么,中医和西医有不同的认知。中医学没有对疾病做出确切的规定,一般认为身体或身体的局部有不舒服的感觉就是有病。因为中医学不是在人体的实体物质层面认识人体的,而是从人体活动功能的外现认识人体的,中医根据患者的描述寻找机体在活动状态下表现于外的征象,把握患者病情的状况。可见,中医学关于疾病的认知,是人的机体整体或局部发生了某些功能活动的不正常变化。

引起疾病发生的原因,中医学认为有三种原因,古代中医概括为"三因"之说,即内因、外因和不内外因三种。内因者,是机体内部的原因引起的疾病,如情志不遂,或七情过胜,或脏腑功能活动失调等原因致病者均为内因;外因者,是机体以外的原因引起疾病,如不正常的风、寒、暑、湿、燥、火等天气因素;不内外因者,是指人的饮食所伤、意外伤害、虫兽所伤等。

中医对发病机制的认识亦不同于西医。西医主要依据机体或机体的某一部位发生的实质性变化确定疾病的性质和程度;中医诊病看不到体内的实质变化,却可以依据机体在活动状态下表现于外的征象,把握机体活动变化的状态,中医将机体病变活动状态称为病机,对病机的高度概括称之为"证"。证是中医对疾病认知的集中表述,临床中医常说的"阳虚""血虚""风寒袭表""肝阳上亢""肺失宣降"等都是中医对疾病状态把握的理性表述。

中医对疾病的诊断与西医不同。西医主要借助现代仪器获得机体病变实质;古代中医诊病靠自身的感官,利用"望、闻、问、切"获得疾病的症候,再通过辨证实现对疾病本质的把握。

不了解中医学的人会质疑中医学的可靠性,认为仅凭宏观感知怎能把握疾病。古代中医人的智慧之处在于他们认识到,人体的活动有诸内必形诸外,只要认准患者在疾病过程中表现于外征象的本质,就可以逐一揣摩其体内的状态,最后形成一个具有内外整体联系的病机形象,尽管其病机形象是虚构的,却可以在后续的治疗中得到验证。

科学发展到今天的水平,临床中医在诊病中也不是不可以利用现代辅助诊断仪器,问题在于如何认知借助现代仪器获得的疾病信息,这是中医学专业的前沿问题,不是本教材讨论的问题,但有必要告知这个问题的存在。

3. 中医调理观

中医学治疗疾病的基本理念是调理失调的机体活动。调理的原则是虚者补之,实者泄之,寒者热之,热者寒之等,意为人体有虚证了可以补虚,虚什么补什么;体有实证需泄之;体有寒象用热性药调理;体有热象用寒凉药清之等。

中医调理疾病的主要途径有生活调理、情志调理、针灸调理、推拿调理和中药药物调理等。生活调理又有活动动作调理和饮食调理;情志调理又称情志管理,管理的原则是不能使不良的情志过度发展和长期存在,良好的情志亦需要适度地把握,不可过度;针灸调理须由针灸师施用;推拿调理可由推拿师实施,民间或在家中也可施以简单的推拿方法调治简单的不适。

中药调理的主要方法有多种,常用的有中药内服或外用等。内服汤药调理疾病是中医学的主要治病途径,古代中医诊治疾病的主要程序是:医者坐在布置讲究的诊室,民间称之为"坐堂先生",求诊者坐定、待情绪稳定、气息和缓之时,医者通过"望、闻、问、切"四诊活动,获得求诊者病情表现于外的症状现象,经过辨证思考实现对疾病整体状态的把握,针对病机发生发展的趋势制定调理病机的原则方案,中医学称此为制定治则,在治则的指导下选方遣药,将开出的治病药方交给患方,由患方到中药调配处照方取药,再由患者按医生嘱咐煎服汤药。

二、中药、方剂理论

中药是中医药人治病的主要工具,方剂是充分发挥中药作用的组合方式。

(一)中药

1. 什么是中药

药,是用于治疗疾病的物品。中药,是运用中国传统文化的知识辨认、识别、运用和解释治病机制的物品,以植物物品为主,其他还有动物、矿物等物品。中药的发现和传承是在中华民族抗击疾病的实践中逐渐积累的,最早的中药是远古时代的人们在生存和生活中偶尔发现的,经多人反复验证后被约定俗成而传给后人。中药与西药的本质区别有二,其一是中药运用中国古代文化知识解释药物的作用机制,西药是运用近代以来的物理、化学理论解释药物作用机制;其二是中药以自然物品为主用于治病,西药是用物理化学合成物品治病。

2. 关于中药的认知

中药的理论是古代中医药人在用药实践中,经思考升华的理性解释。中医药学对中药的认知不是将中药作为一种物质去研究,关于中药功用知识的获得,都是病者将药服于腹内,医者根据病者服药后的反应,想象药物在体内的作用过程而概括的,如麻黄发汗,大黄泄下荡涤肠胃积滞,党参、人参、大枣等补气,防风散寒祛风等功能,都没有经过受控实验或动物实验,而是依据药效揣摩其体内作用过程而综合反映的。

3. 中药的作用机制

中药的作用机制是借助中药药性的偏向,调理机体活动的偏向。中药之偏有性之偏、味之偏和作用方向之偏。中药性之偏有寒、热、温、凉,又称为中药之四气,中药之四气不是指药物物质的物理温度,而是根据药物清热散寒等功效而定其性之所偏的;中药有辛、酸、甘、苦、咸之五味之偏,中药可因味之偏而调理机体活动的偏向;中药又有升、降、沉、浮之别,可引导机体活动方向之偏调理疾病动向之偏。

4. 中药的副作用小

中药都是自然界的自然物,相对于化学药物专一性的特点,中药对人体的损害相对很小,但药物之所以能治病,毕竟有其性之所偏。药之为用以祛病为要,病祛当即停药,药不可久服久用。

(二) 方剂

中医学的方药理念和方剂体系是中医学的一大特色。方药与方剂不同,方药是指临床中医为患者开具的中药处方,具有个性化的特点,即每一帖方药都是针对特定患者特定时间的治疗药方;方剂则不同,方剂具有普遍性的特点,是长期经过多人实际应用具有稳定疗效的中药方药。

方剂的发现和运用源于古代中国人的烹饪技术。人们从日常做饭的生活中只用一种食物做的羹不好喝,几样食材巧妙搭配炒出的菜更好吃的经验得到启发,只有一种或很少几样药材煎出的汤药效力不足,根据每一味药的特性,针对患者病情的具体情况选择多味药巧妙搭配,形成具有严密结构的治病方药。如果这个方药被多人应用并取得理想的疗效,则被流传于社会,并形成约定俗成的格式而成为方剂。

方剂的组合具有一定的构成要素,古代中医将其概括为"君、臣、佐、使",意为在一个复杂组合的方剂之中,应有君、臣、佐、使的合理搭配。其居君位的药,是在一个方剂中起主要治病作用的药;其居臣位的药,是辅助君药发挥主要治病作用的药;佐,有佐料之意,其居佐位的药,在方药中发挥治疗次要病症等作用;其居使位的药,具有调和诸药或引导的作用。

方剂的流传是中医药文化传承的重要内容。古往今来,已有数不清的方剂在中医药行业中流传,历代中医名家都有多首良方流传于世,也有许多医家专门收集历代名方,编纂成书传于后世,现代中医教育中将关于方剂的理论、分类及主要方剂的功用综合编著为"方剂学",作为中医药学类专业的必修课。

此外,在我国的古今民间还有流传"单方""验方"的现象,这些单方、验方是中医药专业实践的补充,其中有许多单方、验方,如果运用得当是很有疗效的。

三、历代中医学术思想

中医学术思想丰富多彩,它的产生、形成和传承,丰富了中医理论的内容,促进了中医学的发展。下面仅从中医学术思想的萌发、表现形式和中医学术争鸣的作用三个方面做简单介绍。

(一)中医学术思想的萌发

中医学术思想的萌发主要有从实践经验中升华、在思考中捕捉灵感、在观察自然现象中诱发联想和受经典理论启发等。

1. 从实践经验中升华

历代中医都非常善于总结临床经验,他们很注重在总结经验的基础上升华新的学术思想,如东汉的张仲景开创了辨证论治的先河;金元时期的张子和创立了攻邪论。从经验升华的学术思想对后世影响深远,如张仲景的六经辨证法成为后世医家临床辨证的重要模式。失败的教训可以从反面激发思维的活力,在中医发展史上,曾出现过几次大的思维僵化,严重地影响了医疗效率的提高,人们从失败中反思,在实践中寻找克服困难、解决问题的办法,从而激发了新的学术思想的萌发,促进了新思想的形成,如明末清初,温病四起,不少人拘泥于伤寒病治疗方法,屡遭失败,以吴又可为代表的一代宗师从失败中反思,突破传统思想的束缚,深入实践,重新认识温病,寻找治疗规律,渐渐形成了温病学说。

2. 在思考中捕捉灵感

这是中医学术思想萌发的又一思维途径。中医发展史上不少名家非常善于观察并勤于思考,他们在对事物的观察和在对问题的求解中,诱发了许多思想火花,如张子和的攻邪论思想萌发,受到传说中鲧治理洪水用土堵、大禹治水以导输为法的启示,认为邪已留身,必去外邪,"邪去而元气自复";朱丹溪则从天地关系的思考中诱发灵机,他认为天大地小,而天为阳,地为阴,故阳有余而阴不足,并以此运用到对临床发病机制的认识过程,认为人体也是"阳常有余,阴常不足",进而结合临床,阐发了著名的滋阴派学术思想。

3. 在观察自然现象中诱发联想

中医非常重视人与自然的关系,自然事物中的许多现象都被中医引来说明医学事物的道理,甚至成为萌发学术思想的契机,如"肾为先天之本"学术思想的萌发,是古代中医在简单的解剖知识基础上,观察到肾脏形状很像豆子,豆为种子,内有胚芽,由此联想到人之所以能传宗接代,其根在肾。正如明代医家孙一奎所说:"二肾如豆子果实,出土时两瓣分开,而中间所生之根蒂,内含一点真气,以为生生不息之机。"

4. 受经典理论启发

古代中医多精研经典,受到某一理论、观点的启发而结合自己的实践,阐发新的思想,是中医萌发学术思想的又一重要途径。如刘完素火热论的形成,他把《素问·至真要大论》关于病机阐述中属于热和火的病机扩大为五十余种,从而把火热病机拓展到极广泛的程度,由量变发展为质变,提出"六气皆能化火"的病机学说,开创了热性病论治的先河。

(二)中医学术思想的表现形式

根据中医学术思想反映中医理论的特点,可将中医学术思想萌发的表现形式分为注释式、阐发式和独创式三种。

1. 注释式

注释式是注解者在对经典著作阐发的过程中,参以个人或他人的有关理解或经验总结,逐渐形成独特思想体系的思维形式。其表现形式是通过注解经典理论阐发自己的学术见解,经长期积累,既吸收了原著的理论和他人的见解,又掺入了个人的认知,形成新的见解,成为新的注释内容。注释的形式有单项注释、集注和编纂三种。单项注释是对某一经典著作的注解;集注是汇集关于某一经典著作的各家注解于一体的注释形式,如《素问集注》《灵枢集注》;编纂是中医古籍整理中的一项重要工作,它之所以构成学术思想的一种表现形式,主要在于如何编纂,即编纂内容如何调整。

2. 阐发式

阐发式是对某一个或几个理论问题,从不同角度进行理性发挥的一种学术思想表现形式。由于这种学术思想是围绕着某一学术问题,从不同角度展开的讨论,使认知过程突出地表现为发散性,是相对于认知线性发展而言的。西方近代科学的学术思想,一般是沿着一个方向不断深入;而发散性思维是在同一层面的散发性思想扩展。如关于"三焦"的阐发,有依功能而立无形论说、有依躯体内腔而立"有形腔子说"、有以胃为讨论对象立"胃部说",还有"油膜说"等。

3. 独创式

独创式是指在一定的实践经验基础上,创立了独特内容的学术思想的思维形式。尽管中医学术思想主要表现为经学式、发散式思维,但是医学难题的不断出现,从客观上要求古时中医在思维上不断突破旧势力的束缚,在保持中医学体系的基础上,创立独具特色的学术思想，从而使中医学的理论在不断解决新的医学难题中发展。

（三）中医学术争鸣的作用

学术争鸣在中医药文化发展中起到了激发思维活力的作用，从而促进了中医群体思维品质的优化发展。其具体作用表现为激发求异思维和诱发多路思维两种。

其一，求异思维与因循守旧相对立，是一种不被旧有思想所限制，努力寻求新解的独立思考形式，是思维灵活性和独创性品质在中医学术思想萌发中的具体表现。其作用首先是心理效应，一种学术思想出现了，使其他关注于同问题的思考者不甘随声附和，利用自己的经验或理论的优势，从其他角度寻求异解，从而激发了人们探索新问题的心理欲望，促成探索的意志活动。如朱丹溪提出"阳有余而阴不足论"，使张介宾产生了求异解的心理效应，激发他从另一个角度提出了"阳非有余，阴本不足"之理论。其次是提出新的问题，吸引着相同见解者集合于新的学术旗帜下，形成学派，共同探索新的思想、新的理论，如"养阴派""火热派"等学术派别的形成即是如此。最后是一种新的思想提出，迫使人们在研究临床理论和临床实践中对新思想做出反应，反思自己的认识，从新的角度认识问题。

其二，多路思维是对一个事物的多角度的探索，是思维广度的具体表现。任何一个事物，它总是有多种属性或多维联系的。当有人从一个角度提出问题时，常可激发人们从多方面诱发多路思维，其主要途径有：第一，发挥已有的知识和经验优势，从各自熟悉或擅长的角度研究学术问题。如朱丹溪从相火妄动耗阴的角度提出问题；张介宾则利用他对阳气研究的深刻理解，认为"人身只此一息真阳"，如一丸红日之大宝，提出了"阳非有余"论。第二，针对对方立论的不严谨处，提出质疑，展开学术讨论。第三，从学术问题的不同角度展开讨论。如伤寒学派对《伤寒论》从不同角度研究，形成了一个中医学术发展史上影响最大、学术观点最丰富、持续时间最长的学术派别。

学术争鸣对中医群体思想的活跃和发展思维的广度、深度、灵活性和独立性等思维的品质，具有促进作用。

第三节　中医学的技术体系

一门完整的应用型学科，不仅有系统的理论，而且有一个与其理论体系相应的实践体系。中医学是将研究人的疾病作为主要内容，必然创造了认识和解决疾病问题的技术体系。中医学的技术体系主要有中医临床诊断技术和中医临床治疗技术。

一、中医临床诊断技术

中医临床诊断技术由获取症状的"四诊"和辨认病机两个阶段,共同组成认识疾病的技术过程。

(一)宏观层面的技术手段

中医学与西方近代医学不同,西医主要依靠科学仪器寻找发病体内的微观变化,而中医却只能在宏观层面捕捉发病的症状现象。

中医人在古代中国科技和文化环境中,其认识疾病的技术体现了当时的技术与文化相适应的特征。其一,吻合于中国古代文化观察客观世界的基本技术手段,吻合于不打开客体内部进行观察的理念,而是主要依据客体在活动状态下表现于外的信息,揣摩客体内部的动态。中医的诊断手段与中国古代科技手段相吻合。其二,古代的中国不可能像西方那样主要依靠科技发明的微观仪器观察客体内部。其三,中医临床诊断技术主要在宏观层面寻求对疾病的把握。

(二)四诊

中医的"四诊"技术是借助望、闻、问、切四种手段获得关于患者病状表现于外的症状现象,这四种诊查方法分别有不同的作用。

1. 望诊

望诊是医者利用自己的视觉,观望求诊者的神、色、形、态。神指精神状态,色指肤色、面色、舌色、发色及二便颜色等,形指体形、舌形等,态指动态、姿态、神态等。望诊正是通过对上述观察机体变化及变化程度的辨认,推测疾病发生、发展的状态。

2. 闻诊

闻诊是医者利用自己的听觉和嗅觉感知求诊者在活动过程中发出的各种声音及身上散发的气味,因为不正常的声音和气味都是医者判定疾病性质的重要依据。

3. 问诊

问诊不是医者利用自己的感官直接感知求诊者的症状,问诊的内容都不是医者可以直接感知到的病状,而是通过与求诊者的语言交流,获得与疾病有关的信息资料。问诊技术在中国古代也非常受中医的重视,并非仅凭切脉诊病。

4. 切诊

切诊是中医诊病的一大特色,是医者用自己手的示指、中指和环指,感知求诊者左右手腕内侧桡动脉跳动的情况。古代医籍记载,左右手腕部内侧的寸、关、尺三部分别与体内不同的部位及功能有着密切的联系。历代中医在丰富的临床诊脉体会经验的基础上整理出二十八种脉象,常见的脉象有十种,即浮、沉、迟、数、弦、滑、紧、弱、洪、细等,不同的脉象提示着不同的体质状态。

通过四诊获得关于疾病的信息,属于认识疾病过程的感性认识阶段,诊断的深入发展是进入辨证阶段。

(三)辨证

中医的临床辨证是把握疾病本质的关键环节,这里的"辨"是辨别的辨,这里的"证"是中医学特用之词,尤其要与辩证法的"证"相区别,中医学的"证"是对疾病状态本质把握的理性概括。

1. 证

证是中医临床的核心,亦是中医学临床理论的核心概念,是辨证论治的直接依据。它具有如下文化学的特点:其一,证是临床中医对疾病认识结果的理性表达;其二,证是中医对疾病病因、病症及疾病发展状态的概括反映;其三,证是对虚构病机的概括表述;其四,证是指导临床施治的靶向目标。

2. 辨证方法

历代中医在临床实践中创立了许多辨证方法,主要有六经辨证、卫气营血辨证、三焦辨证、八纲辨证和脏腑辨证等。

六经辨证方法由医圣张仲景在《伤寒论》一书中创立,他将外感病划分为太阳病、阳明病、少阳病、太阴病、少阴病和厥阴病六种,在中医发展史上首创辨证论治的先河。

卫气营血辨证方法是明末清初温病理论创立时代叶天士所创,他将温热病划分为卫分证、气分证、营分证和血分证四大类,阐述温热之病由表入里的传变规律。

三焦辨证方法由清代医家吴鞠通所创,他将温热病划分为上焦证、中焦证和下焦证三大类,并阐述了温热之病从上焦到中焦再入下焦的传变规律。

八纲辨证是近代以来的中医研究者概括的辨证方法,其八纲有阳证、阴证、表证、里证、虚证、实证、寒证和热证。

脏腑辨证方法亦是近代人总结的以发病脏腑为基本思路的辨证方法。

二、中医临床治疗技术

中医学的临床治疗技术是中医治病的基本特色,其特色的主要体现就是辨证论治,其核心理念是根据病机变化的整体状态——证而因势利导。

1. 辨证论治

辨证论治是中医学两大特点之一,其含义是中医学的临床施治理念不是对病而施治,而是针对机体发病的病机状态,调整病机向有利于机体转归的方向发展,即辨病机而施治。从而出现"同病异治"和"异病同治"的现象。

2. **治则**

中医临床理论的治则意为治疗原则,是对施治目的的概括。这里说的施治"目的"不是使疾病康复的愿望,而是如何使处于发病状态的病机转化为医者希望发生的状态。因此,治则不是抽象的理论,而是具有指向的行动目标。如中医常说的"发散风寒"治则是将袭于肌表的风寒之邪通过发汗的方法驱于体外;"疏肝解郁"的治则是针对肝郁气滞的病机疏解郁滞的肝气使之条达、通顺。

3. **治法**

中医临床的治法有治疗途径、治疗方法之分。治疗途径主要有中药治疗、针灸治疗和推拿治疗等,每种治疗途径又有若干治疗方法。

中医治疗途径最常见、运用最多的是中药治疗。中药治疗有内服和外用之分,内服中药有汤剂、散剂、丸剂、膏剂和丹剂等。

第五章　中医药学的科学实质和文化本质

一个多世纪以来,个别不理解中医药文化的人总是不断发起对中医药学科学性和合理性的质疑,认为中医药学没有经过严格的逻辑推理,中医药学的理论不能称为"理论",提出了"废医存药"等多种论调,否定中医药理论。然而,广大中国民众是接受中医药的,认为中医药对许多疾病是有特殊功效的,中医药文化倡导的健康理念和保持健康身体的实践措施是符合客观规律的。本章主要阐述中医药学的科学实质和文化本质。

第一节　中医药学的科学实质

评价一门应用型学科有没有科学性,不应看它是否符合某一种科学形式,而是看它是否适应人类社会发展的需要;有没有完整的学科体系,即有没有系统的理论及与理论体系相适应的实践体系;其理论是否具有认识论依据,即是否经过了符合人类思维发展规律的认识过程。

一、中医药学的科学本质

"科学"的本质含义是合理,是能在一定程度上相对正确地解释客观事物,是社会需要,是能创造社会效益。

1. 科学的含义

"科学"是当今用语中出现最多的一个词,但是"科学"一词的准确运用却没有统一的规定,我们认为应当客观理解"科学"一词。

其一,不能随意用"科学"一词否定或者肯定一个事物,如果在不了解中医药学及中医药文化的情况下,随意评判其不科学,这不是实事求是的态度。

其二,"科学"一词不能专属化,如果认为只有近代以来的西方科学才能被称为"科学",一切以近现代科学为标准,不符合的则不能称其为科学,"科学"一词的运用就被僵化了,也否定了近现代科学以前和以外所有人类创造的文化。

其三,"科学"一词的含义是正确的。科学属于文化的范畴,科学理论属于精神文化,精神文化是人类对客观世界的理性反映,人类从主动认识客观世界之时,就开始了无休止的认知、利用和适应客观世界的活动。在人类认知客观世界的任何一个相对时间内,人类的认知相对于过去,都是前进和发展,相对于未来都是基础和不足,人类的认知思考及其获得的成就,相对于永恒存在、永恒运动和具有无限可分性的客观世界,只是向客观世界无休止接近当中的接近。由此推理,在人类认知客观世界的长河中,人们创造的任何精神和物质的成果,只是在一定程度上对客观世界相对正确的把握。简而言之,凡是人们对客观世界相对正确的把握,即说明人们的认识具有一定的科学性。因此,"科学"的真正含义是对客观世界认识、适应和利用的正确性。

其四,中医药学是中华民族在古代时期对人的健康及疾病理性认知和实践的文化形式,在一定程度上相对正确地反映了客观事物,因此,是具有科学性的理论和实践体系,相对于现代科学,属于中国古代科学的范畴。

2. 中医学的科学体现

中医学是中华民族在古代较低的科学技术和生产力条件下,在中国传统文化的环境中,在抗击疾病和寻求健康的实践中,经过符合人类思维发展规律的认知过程创造的古代科学体系,完全符合科学创造的基本规律,是具有科学性的文化体系,其科学性是值得肯定的。

其一,中华民族生存和生活的需要。中医学自从萌发和形成以来,一直是保障我们祖先生存和发展的重要因素,民众的健康一刻也离不开中医、中药,数千年来有效地维护着先民的健康。在科学飞速发展的今天,古老的中医药学仍然表现出强大的生命力,在调治许多慢性消耗性疾病方面,能解决许多现代医学难以解决的疾病和健康问题;在养生保健方面,中医学是我国民众强身健体的理念和技术的来源;在减少药品的不良反应等方面发挥着独特的作用等。过去、现在和未来,中华民族的健康事业都需要中医药学。

其二,中医学拥有完整的理论体系。中医的理论之所以可以称为"学",而且是一门庞大的学科群,是因为中医药学的理论,系统地回答了医药学对象的"是什么"和"怎么样"的系列问题。在中国传统文化的环境中,以中国传统文化为知识基础,构建了人体的结构与功能系统;把握了疾病诊断、治疗的本质及规律;形成了保持健康和病愈康复的理论和实践体系;完善了治病药物的性能、分类及配伍等主要构成的医药学理论体系。

其三,中医学的理论经过了符合人类思维发展规律的思维过程。质疑和否认中医药科学性者的主要论点,是认为中医学的理论没有经过抽象的逻辑推理,其理论结构不符合以抽象概念为基本单位的科学理论的标准。诚然,中医学的理论确实与近、现代科学理论表现为不同的模式。问题的关键在于,在人类通过思维反映存在的道路上,并不是只有抽象思维一条路。在近代科学以前,人类已经创造了许多古代科学和技术,其中包括中国古代科技。说明人类在思维反映存在的道路上并不是只有抽象思维一条,形象思维是人类在较低生产力条件下,在思维方式相对简单的条件下认知世界的一种普遍存在的思维方式,中华民族充分利用和发挥了形象思维的作用,创造了领先于世界的古代科学和技术,中医学是最具代表性的中国古代科学和技术。中国古代医药人在认知人体、健康、疾病和药物的过程中主要经过了以形象思维为主导的思维方式,中医药理论是形象思维的产物,中医药人识病、用药主要表现为形象思维的过程。

其四,拥有完整的实践体系。中医的实践活动应当早于理论体系的形成,但理论体系形成以后的实践则不是盲目的和无规律的,而是在理论的指导下展开的系统性实践,东汉张仲景《伤寒论》的问世,则是中医药学从理论医药学走向实践医药学的标志。中医药实践体系的形成表现在如下几个方面:模式多样化,有以服药治病的"汤医"诊治体内疾病;汤药治病由单味药到多味药;用药配伍由简单组合到规范为"君、臣、佐、使";有以诊治疮疡为主的"疡医";有用针、用灸、用推拿治病的针推技术。中医药学结构在不断完善,最初的实践结构以治病为主,后又发展到注重防病,做到防治结合,再后来又重视病后康复的指导。专业队伍的主体是中医药人,师带徒的教学模式保证了专业技能的传承,历代政府的重视使中医药机构不断完善实践体系。

其五,实践效果是萌发和检验理论的依据。中医学没有受控实验的支持,何以能上升为科学的层次,这是一个疑点。在中国古代以人为本的文化环境中,当时的人们不可能有意识、有计划、有目的地进行动物实验,但是古代中医药人常常通过试探性诊治获得实践性验证,历代中医药人都非常重视临床疗效,疗效是中医人验证诊断正确与否的依据,疗效是验证临床引用理论恰当与否的试金石,疗效是感悟新理论、新理念和新思想成分的源泉。

3. 中药学的科学体现

在否定中医理论科学性的质疑中,中药有幸列入了保留的范围,质疑者认为中药能治病,但是中药为什么能治病、其科学依据是什么等,并没有人深入探讨。中药能被中医药人用来作为抗击疾病、调节机体活力的主要工具,说明关于中药所形成的系统理论和知识体系一定具有极大的科学性。

其一,中药学有长期而广泛的实践基础。中药学的实践基础就是选药、认药、用药的经验积累,用药的实践要比医理的实践早得多。中药的发现是在人们生活中偶尔获得的,偶尔得之不属于实践的范畴,有目的地再用于治病才是实践,这样的活动早在中医药学形成之前的数千年就开始了。寻药、认药和用药的活动是一种社会成员广泛参与的活动,人们在活动中获得的感觉、体会等都是中医药专业人实践活动的延伸。

其二,中药学是理性思考的知识体系。中药学不是对用药经验的堆积,关于每一味药物的主治知识只是中药学的一个方面,体现中药学理性认知活动是关于中药作用机制的思考。中药学关于药物的研究虽然没有针对药物的物质属性,但是药物作用于人体的本质是什么、药物与人体发生了什么关系、其中有什么重复出现的规律等,都是中医药人需要借助相关知识经过缜密的思考才能把握的。中药学关于中药的药性、功能和归经之类的理论,都是理性思维的产物。

其三,中药学理论与中医理论相通、相应。中药学的理论适应于中医学的理论,因为中医理论关于人体及疾病的认知并没有建立在机体认知的基础上,而是依据机体在活动状态下表现于外的信息,揣摩出体内不正常的活动。中药学关于中药在体内作用的认识,同样依据服药后对机体在活动状态下出现的变化为出发点,如中医理论认为机体感受风寒之邪,致腠理紧闭,寒邪郁于肌表,中药学认为服用麻黄和桂枝后打开了紧闭的腠理,驱使寒邪随汗而排出于机体之外,实现了治病的目的。

其四,中药作用机制的合理性。中药学关于中药治病的机制没有通过动物实验,也不是通过对药物进行化学成分和结构的分析来研究。中药学是怎样实现对中药作用机制的理性把握的呢?中药学关于中药性、味、归经、功用的一般理论和每一味药的知识,都是关于中药作用机制的理性解释,解释的依据是药物作用于发病机体前后征象的变化。

其五,中药剂型、配伍的优越性。中药用药剂型的汤、丸、散、膏、丹等,是中医药人根据病情的需要选择适当的剂型,使中药最大可能地发挥药力,这是中药学科学用药的特长之一。中药合理配伍的科学道理在于,复合用药是利用多味药的多个功能有机组合,针对了多因素共同作用下形成的动态病机。

二、中医药学的科学基础

中医药学不是纯粹的经验,也不是经验的无机组合,而是一种科学文化,是中国古代科学文化的优秀代表。中医药学是优秀的健康文化,我国民众乃至全人类都需要提高自我健康水平的文化;中医药学不仅有以《黄帝内经》基本学术思想为基础的系统理论,而且拥有与理论体系相应的中医临床体系;中医药学也经过了符合人类认知思维发展规律的思维过程。

1. 中医药学是优秀的健康文化

所谓健康文化,是指围绕着人体如何保持健康和怎样减少疾病问题而引起的文化现象,其中有精神性文化、物质性文化和行为性文化。精神性文化包括关于如何保持健康身体,关于生命、人体、疾病,以及疾病诊断、治疗、康复的理论等;物质性文化有关于健身的器材,关于防病、祛病的药物等;行为性文化是指人们为了健康或祛病而进行的动作行为,如五禽戏、八段锦、推拿、针灸等。优秀健康文化是指上述健康文化中的优秀部分,优秀健康文化应当符合先进性、合理性、可行性和有效性的原则,尤其应克服庸俗性和趋利性。国民健康行动是社会广大民众为寻求自我身体健康,为减少病苦而自发形成的社会民众广泛参与的社会活动,其关注程度随着我国人民生活水平的不断提高而不断高涨。

2. 中医药学属于中国古代科学

中医药学是中华民族在长时期抗击疾病和寻求健康的实践过程中,在积累了丰富经验的基础上,在中国古代科学文化的环境中,经过了历代中医药人的理性思维创造的科学文化,它在宏观层面对人体的生理、病理、诊断和治疗展开了系统的研究,把握了认识对象的本质、规律和联系;记载了历代中医药人艰苦探索的历程;展现了历代中华民众抗击疾病和寻求健康的丰富社会实践;保障了中华民族的繁衍昌盛;为丰富世界文化,为社会的发展做出了突出贡献。因此,中医药文化具有极大的科学性,是中华民族创造的中国古代科学文化的重要组成部分。

3. 仍具活力的中医药学

在现代科学高度发达的今天,绝大多数的中国古代自然科学都被现代科学代替了,中医药学却继续以特殊的理论和技术,有效地服务于民众的健康事业,在现代科技环境中占有一席之地,说明其仍然具有极大的活力。

其一,中医药学在临床中能解决许多现代医学难以解决的医学难题,特别在许多慢性病、功能障碍性疾病等方面的特有疗效,是中医药学的立足之本,也是中医药学最牢固的临床阵地。例如,慢性胃肠系统功能性疾病、慢性风湿/类风湿疾病、慢性妇科疾患等,中医诊治具有非常满意的效果。在广大中医临床战线,凡是那些坚持运用中医药学的理、法、方、药诊治疾病,认真进行临床诊治的中医药从业者,都具有极好的临床信誉。

其二,中药的毒副作用远小于现代化学药品。一方面,中药材的来源主要是植物、动物和少量矿物质,均是天然物品,再经合理炮制而入药。正是因为中药是非提纯物质,使中药的药理表现为综合作用,从而很少出现对机体的不良刺激作用。另一方面,中医药人在施治活动中精心配伍中药材,不仅可以互补药力之不足,而且可以相互抑制药物的不良反应,使中药的治疗作用表现出综合调理功能。

其三,中医药学的养生保健理论和实践,是中华民族数千年来追求健康实践经验的结晶,它仍然是今天防病强身行之有效的科学理论和技术。

三、中医药学的认知之路

中医药学之所以流传数千年,在科学发达的今天仍然保持特有的活力,说明它具有极强的科学性。但是,一个自然科学的理论,如果没有认识论作依据是很难被人们认可的。中医药学在现代科学飞速发展的今天还表现出极大的活力,说明古代中医药人也经过了符合人类思维发展规律的认识过程。

1. 中医药人的认知之路

在中医药学形成体系的时期,正值中国第一个文化盛期。在此期间,中国传统文化已形成了体系,传统思维模式基本定型,中医药人作为社会实践的一个群体,在当时的社会生产力、社会文化积淀和社会思维模式的共同作用下,传承了以不脱离客观事物形象为主的认知思维道路。

其一,社会实践水平决定着中医药人认知思维的基本方式。在中医药学萌发和形成期间,社会生产力处在较低的水平,社会生产劳动主要以手工操作为主,人们主要依靠宏观感觉感知客观世界,在宏观感觉基础上经思维把握客观世界,并有效地指导着认识、适应和利用客观世界的劳动过程,指导着劳动工艺的改进和劳动工具的改造。中医药人在认识和解决健康及疾病问题的思维活动中,只能适应当时的生产力水平和生产方式,表现为主要通过宏观观察的认知方式。

其二,社会思维模式决定着中医药人认知思维的表现形式。中国文化第一个盛期的社会思维模式表现为以形象思维为主导的思维道路,中医药学是从中国文化的混沌体中分离出来的,社会思维模式是中医药学认知思维的母体,中医药思维完全承袭了母体文化的思维模式,主要通过不脱离事物形象的思维方式认识和解决医药学问题,创造了中医药理论体系。

其三,社会文化环境决定着中医药认知思维的知识基础。任何认知思维都需要知识作基础,中医药认知思维在创造中医药学的同时,社会文化环境提供给中医药人的哲学、文学、历史、天文等知识,都不是抽象的概念体系,而是关于事物整体存在的"是什么"和"怎么样"的关系阐述。这些关于客观事物的宏观知识作为思维材料输入中医药认知思维过程,一方面使中医药人的认知思维活动与文化环境中的思维方式保持一致;另一方面,环境文化知识的宏观性、动态性和形象性也引导着中医药认知思维向形象思维方向发展。

其四,中华民族的心理环境影响着中医药人对认知思维方式的选择。中医药人是中华民族之中的一个专业群体,其共有的心理特点是热情的性格、求稳崇古的心态、善于寻求事物动态关系的兴趣等非智力心理因素,共同构成了适应于发展形象思维的心理环境。这种心理环境有利于中医药认知思维从事物的客观现象把握事物的存在,寻找事物的关系,而不可能引导认知思维活动寻找事物内部的结构。

2. 认知的客观基础

中医药学与人类创造的其他科学一样,是中华民族长时期抗击疾病和寻求健康实践经验的结晶,是在医学领域里对健康和疾病问题的理性反映。丰富的医疗经验、理性的思维、适宜的文化环境和社会的需要是中医药学形成的客观基础。

其一,中医药学拥有丰富的实践经验。人类自从诞生那一天起,疾病就已经干扰着人类的健康,围绕着人类的正常生存和生活,因为人类在没有进入人类以前的若干万年的动物时期,疾病就存在了。只是从进入人类那时起,我们的祖先就开始了同疾病的斗争,只不过在文明时代以前的漫长岁月,那种斗争只能是被动的、不自觉的。自从有了分音节的语言和文字,人们开始主动地观察和分析疾病,主动地摸索健康的规律,使人们同疾病的斗争表现出目的性、广泛性、继承性和专业性。在中医药理论体系形成以前,我们的祖先已经经历了近万年同疾病斗争和寻求健康实践的历史,积累了丰富的经验,这是形成中医药文化体系的客观基础。

其二,经过了认知思维的加工。中医药学的理论、技术,都不是古代中医药人感觉的直观描述,而是在丰富感觉材料基础上,经过大脑思考的加工,包括辨认、分析、比较、综合、概括等,才形成了我们今天所见到的中医药文化的各种专著和各科专论。纵观浩如烟海的中医药各类书籍,无一不留下我们祖先认知思维的痕迹。

其三,社会已形成了理论文化的模型。在中医药文化形成理论的时代,中国传统文化已形成了一定的理论文化的氛围。当时,正处在"诸子蜂起,百家争鸣"的中国传统文化第一个盛期,中国传统文化的许多领域,如哲学、文学、天文、历法、史学等,都形成了理论性的文化,它们所表现的理性认知思维方式,为中医药文化的理性认知思维提供了模式。

其四,社会需要的动力。中医药学之所以能从巫医向实践医学发展,是因为社会的发展需要中医药文化的保障,而中医药学的发展,又需要临床实践的升华。客观上,社会环境不断地给中医药学提出问题,迫使中医药人深刻认识疾病的本质和把握疾病发生、发展的规律。

四、形象思维为主导的认知模式

在中医药学体系形成和发展的过程中,古代中医药人依靠中国传统文化,主要通过以形象思维为主导的认知模式,完成了从实践到理论的升华,实现了在一定程度上相对正确地把握疾病本质和规律的目的。

1. 形象思维及其方法

形象思维是由俄国文艺理论家别林斯基于十九世纪提出来的,他认为文学艺术作品都是形象思维的产物,如一个动画故事的形成、一部电影剧本的构思、一幅画的创作等,都是经过形象思维创造出来的。当我们把形象思维作为一种思维方式来研究时,它就不仅仅存在于文艺创作的过程中,具备这种思维特征的还有少年儿童的思维、聋哑人的思维等,人类在启蒙文化的神话传说时代及其以后的相当长的时期内,都表现出以形象思维为主导的思维过程。

形象思维之所以被称为思维,是因为它具备了思维的基本特征。其一,它的起点同样是感性认识的终点,即感觉的表象;其二,思维过程可以脱离客观事物本身,主要依靠大脑对客观事物形象的加工;其三,大脑加工的产物,即形成的新思想或思想成分,已不是原来的感觉形象,也不是记忆中的形象,更不是想象中的形象,而是一个新的、理性的形象;其四,新的形象在一定程度上实现了对事物本质和规律的把握。形象思维的最大特点是认知思维过程不能脱离事物的形象,它是通过记忆表象和感觉形象的加工,实现对事物理性的把握。

2. 形象思维是从实践通向理论的桥梁

中医药学的理论之所以是理论,因为它也经过了理性思维的过程,是历代中医药人在丰富的医学实践基础上经过形象思维的加工升华而形成的。

其一,在科学不发达的中国古代,中医药人没有现代化的观察仪器,他们只有借助形象思维把握人体的本质。如根据人体饮水入口,汗、溺排泄于体外的观察,借助想象或联想构思水在人体内经过如下的过程:饮水于胃,经肾火对胃的温煦,腐熟于中焦,形成的精微物质弥散于脾,脾又将精微转输于肺,肺如雾露肃降,再经气化入膀胱……打开人的机体并不能找到如上描述的经过,这是中医药人在想象中把握了上述机制,并用于指导临床诊治活动。

其二,形象思维使中医药人把握了事物的规律。诸如中医对人体活动的规律、人与自然关系的规律、人体各部分相互联系的规律等基本问题的认识,都不可能依靠直观观察获得,因为感觉只能了解人体活动的表面现象,是形象思维将感觉到的现象加工为系统的、具有有机联系的规律。例如脉象活动与季节关系的规律,中医发现春天脉多在表皮之下,夏天脉多在肌肤之中,秋天脉沉而下伏,有隐藏之感,冬天脉藏得很深等,就归纳出脉"春日浮,如鱼之游在波;夏日在肤,泛泛乎万物有余……"又如经络学说的形成,是典型的形象思维产物,先民们把针刺穴位得气的感觉想象为体内气血在运行,并依据穴位的线性连接,在思维中构思出气血运行的起止通道,经络学说由此产生。

其三,形象思维使中医药人把握了事物的联系。由于中医药人不是在概念层面把握事物,从而不可能从抽象逻辑关系推理事物的联系,仍然靠形象思维寻找事物的联系,如借助传统哲学五行生克关系图,将脏、腑、五官及其主要功能分别归属五行,建立起脏与脏、腑与腑及各脏腑功能相互滋生、相互制约的脏腑结构与功能联系系统。

3. 形象思维帮助中医人诊断疾病

中医临床诊断病情,依靠望、闻、问、切的感知,只能获得关于病情的表面现象,只有通过认知思维才能把握疾病的实质。

中医对疾病本质的认识,不同于现代医学那样必须找到病灶实质才能做出诊断,如炎症是细菌感染、高血压凭仪器测量、肿瘤有占位性病理改变的实体等。中医认为疾病的本质是病机,是病情发生发展的机制,把握病机的思考是依据症状状态形象,借助经验表象的记忆,在大脑中追溯引起症状的体内机制。如患者发热、恶寒、打喷嚏,则通过构思形成风寒侵袭于体表,体内正气与之抗争于肌肤的病机;又如阳明腑实证是根据腹痛拒按、发热、数日不大便等症状,构思出热邪与宿食相结于中下焦,形成痞、满、燥、实的病机,一个"结"字生动反映了阳明腑实证病机的本质。

4. 形象思维帮助中医人治疗疾病

中医的治疗,尤其是中医内科治疗方案的确立,离不开想象和联想的认知思维方法,因为治疗是针对动态病机的因势利导。如风寒感冒的治疗是针对风寒袭表的病机,在大脑中构思驱邪出体的目的表象,其认知思维中是借温驱寒,以辛祛风,进而形成辛温解表的治疗大法。治方的形成,更是形象思维构思的产物,如桂枝汤用桂枝发汗解肌、白芍敛汗,生姜、大枣、甘草调和营卫,一发一收,发中有收,发汗既不过多,又补阴分不足,若不借助形象的构思和想象,很难获得如此生动的治方。

第二节 中医药学的文化本质

文化的本质即从本质层面解读文化,包括文化的属性、文化的形态及文化反映客观事物的合理性等。中医药学是中医药文化的核心,也是文化的一种存在形式。揭示中医药学的文化本质,是弘扬和传承中医药文化的需要,是中医药专业人员应当理解和明确的,是所有关心、关注和支持中医药事业的人们所希望了解的。

一、中医药学的文化属性

文化是可以分类的,以文化的存在形式划分文化,有物质文化和精神文化之分。中医药学的文化属性是指在文化的分类中,中医药学属于精神文化中的科学文化。

1. 中医药学的双重文化属性

对一门学科文化属性的判定,取决于研究对象的性质和影响这个学科理论形成和发展的文化环境。

中医药学的研究对象是人,并由此而引起的庞大客观体系,这个体系的最高层次是人。第二个层次是人体的结构、人体的活动、人的意识和感觉。第三个层次是人的健康及保持健康状态所需的条件;人的疾病及其发生发展、诊断和治疗;为治疗疾病探索的技艺和寻找的药物。这是一个复杂的客观存在的体系,其中第一层次是人,因为人是个自然生物体,人的生存要吃、要喝、要新陈代谢,还要适应大自然等,这是人的自然属性;人又生活在一定的社会环境之中,人有思维、有情感、有情绪变化、有人与人的交往等,这是人的社会属性。第二个层次是人体的结构是自然属性，人的活动既有自然性的活动又有社会性的活动，人的意识和感觉都应是社会属性。第三个层次中众多的客观事物既有自然性的也有社会性的。中医药学研究对象的属性直接影响着认知方向和基本理念的形成，是影响中医药学呈现文化属性的决定性因素之一。

影响中医药学呈现文化属性的另一重要因素是环境文化的文化属性，中国传统文化主要从人的社会存在的角度认识人，春秋战国时期的儒家文化、道家文化，以及当时的历史、文学、艺术等，都为当时的中医药人认知医、药事物提供了丰富的思想成分、意识观念、理论依据和思维方式，使中医药学扎扎实实地走上了人文主义认知之路。

2. 中医药学的自然文化属性

中医药学之所以归于自然科学，是因为它属于医学的范畴。中医药学以人体、人的生命、人的健康和人的疾病作为研究对象，古代中医药人首先注意到的是人的机体，人都有头、有身躯、有四肢，需要吃食物，需要喝水，需要吸入自然之气等；人有胖有瘦，有生有死，还有多种疾苦等。在中医药学的理论和实践中，体现为自然性文化的内容处处可见。中医学基础理论的藏象学说中，关于人体内的结构组成和功能活动的认知和阐述，是从人体的自然存在的层面进行的，如藏于内的心、肝、脾、肺、肾、胆、胃、大肠、小肠、膀胱、气、血等体内存在物的描述，都是建立在对人体内偶尔的观察中，或者在宰杀牛、羊、猪等家畜的观察中再经联想而实现的。

人生存和生活在大自然中，自然现象是古代中医药人观察和思考的客观事物，中医药理论中"人与天地相参，与日月相应"的基本理念就是古代中医药人注重人与自然的关系认知的最重要的基本理论。

中药学是关于有治疗和摄生作用药物的理论。中医用于治病的药都是自然物，中药学的自然属性是显而易见的，中药药物的辨认、种植、采集、保管、炮制等是对中药材本身的认知，当属于自然性文化；中药学中关于药物的性、味、归经、功用、主治等核心知识和理论，都不是直接对药物物质的研究，而是对人服用中药后产生反应的想象性认知，表现出文化的特殊属性。

3. 中医药学的社会文化属性

中医药学虽然总体上归于自然科学的范畴，但是从中医药学关于医药学理论的阐述来看，其中相当一部分的理念、观念、思想确实是在社会文化的层面阐释中医药学的道理。其表现主要体现在以下几个方面。

其一，社会文化的影响。从中医学的理念、思想来源看，古代中医药人大量吸收了当时社会文化的思想和理论成分，如儒家学说的仁爱思想、道家学说的道法自然理念等，均对中医药理论的形成和发展产生巨大影响。从社会文化的特点看，中国传统文化的人本主义理念关注人的社会存在和社会关系，社会文化与中医药学具有几乎相同的认知对象,人的喜怒哀乐、人的饮食起居、人与人的社会关系等既是社会文化关注的内容,又是中医学关注的事物,凡是社会文化涉及人的生命、健康和疾苦的内容,中医药人便可引入对中医学的认知。从认知主体的身份看,中国古代的文化人和中医药人没有严格的职业界限,许多社会文人就非常喜欢中医药,他们对中医药事物的思考所形成的理念或理论,本身就是中医理论的成分,如唐代道家王冰在注释《黄帝内经·素问》中阐发了许多他对中医理论的理解。

其二,中医药人思考健康问题离不开人的社会存在。中医药学从本质上阐明人体健康的道理时,认识到情志活动应长期保持清静、不烦、不躁的状态,但是人们往往心高志远,常常过度劳作,费神又费力,久之则必伤身。可见心身的劳逸是中医药学构建人体健康理念的客观依据,也是中医药学体现出社会文化属性的必然因素。

其三,中医药人认知疾病时必然联系到人的社会活动。在中医药学形成和发展的古代,当时的人们并没有自觉区别文化属性的能力,只能依据疾病的表现,围绕与疾病相关的各种因素综合认知。注意到人的社会活动与疾病的发生和发展有着必然联系的社会因素。如金元四大家之一朱丹溪的著名理念"阳常有余而阴常不足"论中,有一个"铁汉论"中说道,"馨香之盛于鼻,温柔之盛于体,声音之盛于耳,颜色之盛于目,谁为之心不动,谁是铁汉"。朱丹溪接着阐释,心不宁则相火妄动,相火动必耗散真阴,故阳常有余而阴常不足。这是中医药学体现为社会文化属性的又一表现。

其四,中药学的社会文化体现。中药学是研究治病药物的理性阐述,主体属性是自然性文化,但是在对药物认识和表述的过程中,体现出明显的人文因素。如对药物"四性"寒、热、温、凉的认知,不是对药品物理温度的测量和表述,而是药物作用于人体后所产生的反应,又经过人的主观感觉而表述出来,体验感觉和表述感觉属于人的社会活动,人们在体验感觉和表述感觉的过程中,充分体现了认知中药的社会人文文化的理念。

二、中医药学的文化形态

文化形态是区别不同文化的重要标志,世界文化之所以可以划分为中西两大文化体系,一个重要区别标志就是因为文化形态的不同。中医药学的文化形态同构于中国传统文化形态。

1. 什么是文化形态

事物的存在和运动是事物本质的体现,事物的形态是体现事物本质的重要方面。文化的发生、存在、发展及其被人类利用的过程中,也表现出一定的形态,即文化的形态,它包含的要素有创造文化的主体、文化的认知方式、文化的载体、文化的传播等。不同的文化形式由于表现形式不同,其文化的存在和运动表现出不同的文化形态。

创造文化的主体有民族的不同,文化积淀和底蕴不同;不同群体在不同的历史时期创造文化的表现形式也不同,从而共同构成创造文化的主体要素;文化认知方式是创造文化过程所体现的思维形式,认知过程观所表现的思维方式不同,其认知所产生的文化也不同;文化的载体如语言、文字、图画等,是记载和认知事物过程中表现出不同形式和风格的体现,从一个方面体现文化的形态;文化的传播方式也是体现文化形态的一个方面。

人类的文化正是因为上述各要素在文化的形成、存在和被人类利用的过程中,发挥着不同的作用,形成了不同的文化形态。其中有两种最具有代表性的文化形态,一种是以中国传统文化为代表的东方文化形态,另一种是从古希腊文化发展而来的西方文化形态。

2. 中医药学同构于中国传统文化形态

中国传统文化表现出以人本主义为核心的文化形态,中医药学同构于中国传统文化形态。

其一,以人为本的文化体系。在中国文化的第一个盛期到来之前,中国古代社会较早地出现了封建经济萌芽,刺激着社会生产力的发展。当中华民族放眼认识客观世界时,发现人是这个世界起主导作用的力量,人是最宝贵的,人的存在和活动,人与人之间的关系是最主要的认识对象,从而出现以儒家和道家思想为代表的人本主义文化,涌现了以人为主要议题的多种理论学派,形成了庞大的领先于世界的以人的存在和人际关系为主题的社会文化理论体系。

其二,整体动态自然观。世界上任何一种文化体系都必须讨论人、天地、人与天地。中国传统文化深刻地认识到人不可能单独存在,人居天地之中,受着天地的支配,天地在不停地运动变化,人只有顺应于天地才能生存。因此,在客观世界的整体联系中认识世界,在客观事物的运动变化中认识事物,则形成了中国传统文化形态标志性认知观。

其三,不脱离客观事物以形象思维为主导的认知过程。中华民族没有突发奇想地创造抽象的逻辑推理的思维模式,而是沿着祖先以形象思维为主导的认知之路,脚踏实地走向古代科技,创造了领先于世界的中国古代先进的生产力和科学技术。

其四,以汉语言文字为载体的文化表达。人类的文化之所以能不断地传承和发展,语言和文字的载运功能是不可或缺的,而载运过程所显露的方式是体现文化形态的重要方面。汉语和汉字在承运中国传统文化的过程中,突出地表现出语言简洁、文字传意的文化风格。

其五,不间断传承的文化脉络。中国传统文化是世界文化发展史上少有没发生过断代现象的传统文化,它从萌发到发展、到成熟,始终一脉相承,是真正称得起沿袭着传统脉络的传统文化。

中医药学的文化形态完全同构于中国传统文化,是中国传统文化形态在医药文化领域里的具体体现。中医药学将中国传统文化关于人的理解具体到人的社会存在和社会关系层面,与人体的健康和疾病建起了必然的联系,典型地体现出中医药学的人文主义文化形态特征;中医药人站在大自然的高度思考人的生命、生存、健康、疾病、治疗,站在哲学的高度思考天地的运转,思考人生命活动的过程,在动态思维中观察一切运动着的事物,使中医理论呈现出整体动态认知观的文化形态;中医理论的藏象学说在不打开人的机体前提下阐述体内的结构与功能;中医临床理论的形成,中药性、味、功效等理论体系的建立等,是形象思维的典型表现,中医药学的理论体系和实践体系,均充分体现着以形象思维为主导的认知之路的文化特质;以汉语言、汉字为中医药学的文化载体,世代相传的中医药学文化脉络等都鲜明地表现着中国传统文化形态的特征。

3. 不同文化形态的中西医药学

中西医药学虽然拥有相同的认知对象和相同的实践目标,却由于创造中西医药学的民族群体所处的时代不同,文化底蕴不同,基本认知观和认知途径不同,文化载体和文化传承模式不同等因素,中西医药学表现出完全不同的文化形态。

其一,中医药学是中国传统文化的一部分,它滋生于中国传统文化的土壤之中,形成于中国文化的第一个盛期,是中国传统文化在医药领域里的具体文化形式,体现着中华民族的心理趋向。而现代医药学属于现代科学体系,它是从近代医药学发展而来,形成于近代科学兴起之时,体现着在经历了漫长的中世纪以后西方民族群共同的心理趋向,它的知识基础是近代科学的物理学、化学、生物学、生物进化理论等。这是中西医药学在形成年代及文化积淀方面的区别。

其二,中医药学将人体看作一个与大自然、与所处社会环境及周围一切事物有着复杂联系的整体,自身又处在不停运动着的机体,其理论的整体性和动态性突出地体现着特殊的文化形态。从近代医药学发展而来的现代医药学,将人看作一个物质实体,注重从人体的静态微细结构和可测量的各部分的功能研究人体,在诊断疾病时主要依靠现代科学仪器,寻找机体的实质改变;治疗疾病主要依靠现代化学和物理学的理论、产品和技术,达到治疗机体器质性病变的目的。这是中西医药学在基本认知观层面的文化形态差别。

其三,中医药学主要借助形象思维实现对人的机体和疾病的把握,中医药理论都是形象思维的产物,在认知思维要素层面典型地体现了中国传统文化的形态,"司外揣内"和"意会思维"是中医药理论运用形象思维的具体表现。现代医药学承袭近代科学的抽象逻辑思维模式,在传统唯物论的指导下,主要从人体的实质结构与功能认知人体,体现出构造性人体观的基本理念,形成了以抽象概念为细胞,具有逻辑结构特点的近、现代医药学理论体系,表现出与中医药学完全不同的文化形态。

其四,中医药学以汉语言文字为承载工具,其经典著作全部通过古代汉语撰写、保存和流传下来。近代以来的医药学由西方传至中国,其在西方的存在完全借助各种拼音字母性文字保存和流传,也以同样的形式传入我国,虽然经过汉语言文字的翻译,其语言叙述格式仍保持着西方文化的风格。

第三节　中医药学的文化特点

中医药学是一种科学,更是一种文化,历代中医药人在创造和运用中医药学的过程中,同时表现出丰富而复杂的文化活动现象。因此,从文化学的视角阐述中医药学及与之相关的文化活动的特点、本质和规律,是中医药文化通识教育的重要任务。

一、中医药学的文化和社会基础

中医药之所以表现出与现代科学不同的文化特点,首先表现为滋生中医药学的文化基础与现代科学基础的巨大区别。

1. 中医药学的知识基础

世界上任何一种文化、一种科学形式的发生和发展,都是在一定的知识基础上进行的。换言之,任何一门学科的形成和发展,必须具备一定的知识性文化基础。中医药学的知识基础来源于如下几个方面。

其一,汉语言、汉文字工具。语言和文字既是人类文化活动的工具,同时又是一种文化形式,它不仅能帮助人们进行文化活动,而且能影响文化的表现形式。中医药学是在以汉族为主体的多民族社会文化环境中滋生的,人们在交流、传递认知理念或思想观念时,主要运用汉语言作为工具;汉字是无声的语言交流工具,是记录思想、理论、观念的工具。正是中医药学以汉语言、汉文字为知识工具的表现形式,使其在形成和发展的过程中表现出与西方文化、与西方医药学许多不同的特点。

其二,中国传统文化关于自然的知识。在中医药学形成以前,我们的祖先已经积累了丰富的关于大自然的知识。如关于天地的知识,太阳从东方升起,从西边落下;白天太阳出来有阳光,晚上太阳落下是黑夜;白天太阳出来大地暖和或炎热,夜晚太阳落下则凉快或寒冷;天空像个大锅罩在上面,大地像块地毯呈方形铺在人的脚下等。还有天地之间关于自然物的知识,如关于植物的知识、关于天气变化的知识、关于各种动物的知识等。尽管当时关于大自然的知识还极为简单,极为肤浅,有的甚至不正确,但确实为古时中医药人认知人体、疾病、健康和解决疾苦问题提供了丰富的知识基础。

其三,关于人与自然、人与社会的知识。中医药学认知的对象是人,中医药人必须了解关于人的各方面的知识,如人的饮食、人的生长、人的起居、人体的外部和内部结构及人的活动情况等;中医药学的理论和实践之所以体现出整体观念的特色,与当时人们仔细观察人的自然和社会活动而获得丰富的知识分不开。如人的面色、肤色、唇形、唇色等,如舌体的形状、状态、颜色、舌苔色等;如人的饮食动作、姿势、质量等;在观察人的社会活动时,从人的眼神、人的表情、言语时的音调等收集和积累了大量的正常和异常的知识。

其四,中国传统文化的哲学理念、理论、思想等文化著作,既为中医药人提供了大量的哲学、社会学知识,又成为中医药人思考中医药学的各种问题的理念、思想和理论的源泉;中国传统文化的文学、艺术、历史、天文、历法和民俗等文化,也为古代中医药人直接或间接地提供了丰富的知识,启迪着中医药人的思想。

其五,中医药学是在中国传统文化的环境中形成和发展的,环境文化不仅为古代中医药人提供了丰富而必要的知识、理念、思想和理论,同时也影响和主导着中医药人思维方式的选择和发展方向。因此在理解和运用中国传统文化知识、理念、理论和思想的过程中必须吻合于知识本身所承载的认知思维方式。

2. 中医药学的社会基础

任何一门学科的发生和发展,都需要一定的社会基础。中医药学之所以能在古老的中华大地上萌发和成熟,必然有其得以滋生和发展的社会基础。

其一,社会需要。社会是以人的生存和生活为主要内容展开的广泛并复杂的社会活动,人是社会的主体。人又是有思维、有意识、有感觉、有意志、有灵气的高级动物,追求生存和舒适的生活是每个人的意志倾向,如何使自己的身体没有疾苦并尽可能长时间地生存,是人们思考最多的问题。在古老的中国生产力条件和文化基础上思考自己或者帮他人思考健康问题,寻找使之健康的措施和方法,则是中医药学最广泛的社会基础。

其二,受到全社会成员的关注。关注自己和他人身体的健康,努力克服各种疾苦的干扰,是中华民族的优良品质之一。我们的祖先从开始主动认识客观世界之时起,就关注到自身和周围人们的身体状况,成为除温饱问题之后的又一个最值得关注的大问题。在中华民族的民众意识观念中,生命和健康是最值得珍惜的。因此在古代,不论是高高居上的统治阶层,或是身居中层的文人、官吏、土豪和商人,还是处在社会底层的庶民百姓,都关注关于健康和疾病的消息,关注关于医药事物的动态、变化和发展。

其三,全社会民众参与的社会活动。中医药学之所以成为中国传统文化最早形成理论和实践体系的中国古代科学,一个重要原因是受到全社会成员的关注和参与。如刮风、下雨等恶劣天气受到多人的关注;某地某时发现疫疠之气流行,立即引起一方民众的警觉等。中医药文化活动有了社会民众的广泛参与,为中医药人的思考与实践提供了大量丰富的资料,并从客观上启迪着中医药人的思路,丰富着专业人员的学术思想。

其四,稳定的专业领域。由于我国历代政府的支持,民众的关注和参与,中医药人在中国古代社会一般都有相对稳定的职业,也有相对稳定的执业场所,为广大中医药人专心从事中医药学实践提供了社会保障。

二、中医药学理论的文化特点

关于理论,科学界有一个命题,认为任何科学理论都是以抽象概念为细胞的逻辑体系。中医药学的理论却表现出另外一种风格。

1. 中医药学理论的认知特点

中医药学是中华民族智慧的结晶,是在距今四千年至距今两千五百年,在我国古代生产力水平还很低下的社会经济条件下形成的。中医药学的认知过程和认知思维方式表现出与近代西方文化许多不同的特点。

其一,中医药理论体现出整体观念特点。中医学的对象是人,却将人置于大自然之中,认为人是大自然的一部分,受天地运转的支配;中医理论没有将人分为若干个局部做分析,而是看作一个有着整体联系的有机体,无论在阐述人体的生理活动、病理活动和治病机制都体现为认知观念的整体性。

其二,动态理念的特点。中医理论对天、对地、对气候等,对自然界一切事物的描述都没有将其静态化,而是在阐述客观事物运动中把握事物的本质和联系;对人体的理论描述亦是通过人在活动状态下表现于外的信息,揣摩体内的动态情景。中医学的生理、病理、诊断和治疗的理论都体现出这个特点。

其三,注重人的双重属性。中医药学的研究对象是人,却没有将人主要看作自然的人,没有将人作为一类纯自然体去认识,而是注意到人的双重属性。一方面从人的社会存在认识人的社会活动,以及人与人之间相处关系等与人体健康及疾病的内在联系;另一方面又从人的自然存在认识人的自然性活动,如饮食、起居、劳动等与人身体健康及疾病的关系,可见人与自然界的关系是中医药人认识健康及疾病的重要参考因素。

其四,宏观层次的认知思维。中医药理论对人体、对健康和疾病、对治病的药物的认识,都是在宏观层面的观察、宏观层面的阐述,都是在宏观层面寻找事物之间的联系。如在认识恶劣天气对人体正常活动造成的影响时,中医将风、寒、暑、湿、燥、火等自然现象,以宏观动态形象与人的发热、咳嗽、身痛等机体变化形象联系起来,以达到寻找病因的目的,寻找如何适应大自然的失常变化,达到防病的目的。

其五,认知过程的形象性。想象、联想和形象性构思是中医药理论认知思维过程的主要认知方法,充分体现了认知过程的形象性特点,是区别于其他自然科学理论的特色。中医药学理论对人体、健康和疾病的描述是在不打开人体的前提下观察的,看不到人体内的状态和动态,只能借助想象,想象是中医药理论认知的实在因素。联想是借助其他事物的形象想象认知中的事物,形象性构思是将若干个想象的形象有机组合起来,中医药理论中所有关于机体生理、病理、药理过程的阐述,都是主要借助想象和形象性构思完成的。古代中医药人在整体动态认知观的指导下,创造了许多体现中医药文化特色的思维方法。"司外揣内"是其中具有代表意义的中医药思维方法,中医药学的藏象学说、经络体系、气血津液理论,中药学的药性、功用、归经理论等,也都是主要运用这种思维方法形成的。

2. 中医药学理论的结构特点

理论结构是指理论性文化的组成方式及各组成部分之间的联系。中医药理论的文化结构与现代科学理论结构有着许多不同的特点。从文化学的层面看中医药理论体系,它是由基本理论、实践性理论和工具性理论三大类构成。第四章已从中医药学的角度分别予以阐述,本节只从理论的结构层面介绍其文化特点。

中医药学的基本理论可分为基础性理论和方法性理论,方法性理论有阴阳学说和五行学说。为什么将阴阳、五行学说归于方法性理论?因为阴阳、五行学说本不是中医药人的独创,而是中国古代哲学家在古代自然哲学中提出和阐述的哲学观念。古时中医药人在思考中医药理论问题的过程中,为了深刻把握事物的本质、规律和联系,完整地、正确地表述中医药理论而引用文化环境中成熟的阴阳、五行理论。中医药理论中的阴阳、五行学说并不直接回答医药学本身的问题,而是借以思考和说明医事、药事中某些道理。阴阳学说用来思考和说明医理或药理中那些具有相互对立,或相互依存,或相互滋生,或相互制约,或在一定条件下相互转化的道理;五行学说则用来思考和说明医理或药理事物的多元性联系的道理。阴阳、五行学说在中医传统经典著作中,并不是通过专题专论的形式呈现出来,而是散在于中医药理论表述之中。现时有关中医药学理论阐述中所见到的阴阳、五行学说,多以专题专论的形式出现,是现代人在古代中医经典著作提取后参以他们的理解而整理归纳出来的。

中医学的基础性理论主要包括藏象学说、经络学说、气血津液学说等。它们之所以被定性为基础性理论,是因为它们回答的是中医药学最基本的问题,即回答中医药学的认识对象——人体或药物"是什么"和"怎么样"的最基础的问题,也是整个中医药学最基础的问题,是构建中医药理论体系的基础。中医理论的"藏象"不同于现代医学的"脏器",后者是看得见摸得着的人体内的实质器官,前者是经想象虚构的机体内功能系统,是"藏于内"的意思,这是《黄帝内经》的本意。本教材向读者介绍中医药文化,是本着传播传统中医药文化原始含义原则阐述的。因此,我们坚持用"藏象"而不用"脏象"的词语阐述藏象学说。

经络学说是中医药学最具特色的理论体系,是世界医药学领域独有的理论。气血津液学说是阐述关于人体内气、血、津、液物质功能的理论,气血津液是构成人体和维持人的生命活动的基本成分,在人体生命活动过程中生成,又参与人的生命活动过程,并各自发挥着独特的作用。它们可能因为人的机体某种功能活动的失调,引起其中的某一种或几种功能活动的紊乱。它们中的某一种的某一部分,如果出现某些不正常的现象,也会干扰人体生命活动的正常运转。

中医药学的实践性理论包括中医生命观、疾病观,包括中医药学对人体健康状态的认知及如何才能保持健康的观念、理念和践行措施,包括中医药学对各种疾病的认识及诊断和治疗。从文化表现形式的结构看,这些理论在传统中医理论著述中,没有分门别类地呈现,而是各种理论混合存在于中医药学的各类著作中。

中医药学的工具性理论有中药学和方剂学,之所以将它们定性为工具性理论,其一因为作为认知对象的中药和方剂,不属于医学研究对象——人的范畴;其二因为中药和方剂都是作为主体的医药人用于治疗疾病的工具。中药学理论主要有中药性味、功用、分类和归经等一般性理论,有各类中药及各味中药的个性描述。中药理论最大的文化特点在于,它不是对药物物质本身的研究,而是对药物用在人体以后所产生作用感受的主观描述,不论是关于中药的一般性理论还是个性的药用描述都具有这个文化学特点。

3. 中医药学理论的阐述特点

现代文化研究关于科学理论的阐述模式有一个命题,即任何科学理论都是以抽象概念为细胞的逻辑体系,因此,人们常常依这个标准评价各种理论是否具有科学性。当人们衡量中医药学的理论时,认为它完全不符合科学理论的标准,其依据如下。首先,中医药理论没有形成抽象的概念体系,中医药理论中的名词、术语都达不到抽象概念的水平,理论中词语的含义都不是对事物实体的抽象规定,它们没有同一性的抽象概念特征;其次,中医药理论没有形成抽象性概念体系;最后,中医药理论中名词、术语及阐述性理论的含义不能进行抽象的演绎和推理。其实,人类在利用大脑的思维活动反映存在的道路上,并不是只有抽象思维一条路,反映人们认识成果的理论阐述,也不可能只有抽象逻辑体系一种形式。从文化的视角看中医药理论,它表现出如下几方面的阐述特点。

其一,以"观念"为基本单位的理论阐述。观念不是概念,观念对客观事物没有抽象的规定,观念是对事物宏观整体层次的把握,不具有同一性的逻辑特征。在中医药学形成和发展的中国古代科学文化环境中,当时的人们在认识事物的思考中,还处在对客观事物宏观整体认知和把握的阶段,中医药理论中具有基本单位特征的名词、术语、理论元素和观念成分,仍然处在观念的层次。如藏象学说的"心""肝""气""正气"等,都不是对实质脏器或功能的抽象规定,都没有严密的内涵和明确的外延。中医药理论事物本质的阐述,都不是直接对概念内涵的表述。

其二,关于事物规律的阐述,不是对事物抽象的概括和归纳,而是通过对事物关系的个性化描述,表示事物变化的规律。如《黄帝内经》中关于男女人体生理生长发育至衰老规律的阐述,是通过女人每成长七岁、男人每成长八岁各自身体发生变化的状态描述实现的。

其三,关于事物联系的阐述,不是对事物抽象关系的表述,阐述中没有抽象的判断,也没有抽象的推理,而是通过具体事物形象的、动态的关联描述,实现对事物联系的把握。如五行学说阐述五行的关系,木生火,火生土,土生金,金生水,水生木;木克土,土克水,水克火,火克金,金克木。《黄帝内经》关于五行生克事物联系的进一步阐释,正是借助,木、火、土、金、水这五种实物相互关系的动态形象实现的。

其四,寓意的阐述。客观事物的存在和动态联系是复杂的,而人的认识能力却是有限的,更何况是在距今两三千年前的古代。由于词语的贫乏及表述能力的有限,古代医家难以将所有的认知和思想都准确地表述出来,因此,将一些不易表达或不便表达的中医药理念、道理和事物的联系等,通过事物浅层的描述,将事物的深刻道理寓于阐述的字里行间。如张仲景在《伤寒论》中关于证型诊治的阐述,看似对一个或几个病证的列举之后,配以某方药主之,实际上医圣已将诊病配药的真谛,即病证的病机和药物配伍的机制寓于其浅层的诊治描述之中了。

其五,实词活用的阐述技巧。实词活用是指在阐述中改变某些实词词性的语言表达技巧。在中医药理论的阐述中,经常可以遇到一些实词活用的现象,如名词活用作动词或作形容词,动词活用作名词或作形容词等。出现这种现象的主要原因,是中国传统文化在当时的主导思维方式是以不脱离客观事物形象的思维,人们在表达事物的某些动态形象、动态过程或动态趋势时,还没有恰当的词语表达人们的认知,故而用众人熟知的实词所表示的事物形象来表达人们对思考中事物的认知。在中医药理论阐述中,诸如"春华秋实"之类的表述处处可见,文中的"华"是开花的形象,"实"是树上结果实的形象,它们本是名词,在此用作动词,表示开花和果实成熟之动态形象过程。

三、中医药学的实践特点

现代科学的实践主要通过科学实验和生产劳动完成学科建设。中医药学是在近代科学以前的中国传统文化环境中形成的古代科学体系,表现出与现代科学实践完全不同的实践方式。

1. 中医药学的实践方式

中医药学的实践是一类科学活动,即中医药人在与疾病斗争和寻求健康的实际行动中,为升华中医药学理论积累实践基础。中医药实践有自然性试验,但不是对物质的受控实验和动物实验,而是在中医临床诊治中采用试探性治疗。中医药实践方式的特点主要表现在如下几个方面。

其一,宏观层面的实践方式。中医药学的实践内容主要是认识人体,认识人的疾病,寻找治疗疾病的措施和实施治疗;中药学的实践内容是认识和利用药物。中医药人只能在宏观感知的层面从事中医药实践,如对人的健康和疾病的认识,是在人的整体活动层面,依据人在宏观状态下表现于体外的信息,把握人体健康或疾病的状况。

其二,以客观实际为认识的出发点。在中医临床实践中,历代中医都坚持一切从实际出发的原则,诊病必见患者并详查各种症状表现,进行多方比较,认真辨别,复诊时严格依据病证的变化调整治疗措施。

其三,没有受控实验的实践方式。中医药学的理论都没有借助受控实验的方式获得必要的资料,中药药物的作用机制的认知,也没有通过任何形式的动物实验,都是历代中医药人通过临床应用的效果资料,再经过思维的加工实现对中药作用机制的把握。

其四,没有量化客观指标的观念。古代中医药人在对人体、疾病和药物的认知中,没有形成严格的客观量化指标,而是在宏观层面把握事物存在和动态的程度性认知,以实现对客观事物的量性把握。如中医药基础理论中的盛衰、强弱、寒凉、温热、不及、虚实等。

其五,没有运用统计学分析的方法。传统中医药理论在形成和发展的过程中,古代中医药人对实践资料的处理,还不可能运用量化数据的统计学分析方法。

2. 实践对象的双重性特点

与现代自然科学和现代医学不同,中医药人始终没有将其实践对象看作纯自然的属性,使中医药学的实践对象体现出自然和社会双重属性的特点。

其一,中医药学注重人的双重属性。中医药学实践对象是人,近代和现代医学主要看到了人的自然属性,而古代中医药人将人看作中医药实践的对象时,特别注意到人的社会属性,同时也从自然存在的角度认知和处理相关医药事物。中医药学关于人体的生命观、疾病观等都体现出从人的社会存在和自然存在两个角度认知人的健康和疾病。

其二,在寻求健康的实践中注重人的社会因素。中医药学将寻求人类的健康作为最重要的认知和实践对象,在保持健康身体基本条件的理性思考中,古代中医药人早在两千多年以前就认识到,人的社会存在和社会活动与人的健康之间的关系,认识到人应当积极参加社会活动,适当从事劳动,不要过度追求物质生活享受,心情愉悦、有节律的起居、有节制的饮食是健康长寿的必要条件。

其三,注重疾病的双重属性。疾病的双重属性是指人的心理因素和自然因素的双重属性在诊治疾病中的共有性。中医学理论已经认识到,疾病的发生和发展,并不仅仅是自然环境及其他外来因素引起的,人的心境和短时剧烈情绪状态也是引发疾病或影响疾病发展趋势的重要因素,故有致病原因"三因"说,其首推之因素就是"内因"。中医药学的内伤杂病理论非常丰富,在中医临床诊治中,注重人的心理因素在诊病和治病中的作用,是中医药学实践的又一特点。

3. 实践过程的特点

中医临床诊治是中医药实践活动的主体,中医临床诊治过程相对于现代医学的临床活动,突出地表现了如下三个方面的特点。

其一,在细微中找差别。中医临床诊治活动最大的特点是在机体活动的细节中,在活动的微小变化中寻找人体活动的变化,这是广大中医人坚持实事求是实践理念的具体体现,也是确保较高临床效率的根本措施。在这种思想的支配下,中医学认为人的体质各有差别,并且时刻都在变化之中,在观察正常人的活动状态和诊治患者时,一定要做到细心观察,认真分析,慎重判断;在处理事物时一定要具体情况具体对待,决不可僵化思维,不可拘泥于一种模式,不可千篇一律。中医药学的这种实践特点是后人总结中医临床规律、提出辨证论治原则的客观基础,成为中医药学的一大特色。

其二,没有模式化的实践程序。现代医学从人体的物质性原则出发,认为人体的结构和功能都是相同的,因此,疾病的发生和发展过程也都表现为相同的规律,临床主张模式化的治疗程序。中医药临床治疗反对模式化的程序和模式化的选药配方,强调针对不断变化的病情,施以个性化的治疗方法和方药。如张仲景在《伤寒论》中针对外感病的多变特征,辨出了三百九十八个病机,而不是简单地模式化诊断和施治。已故现代名老中医蒲辅周先生经治一百零三例西医确诊的小儿肺炎,其中只有三例患儿的中医药诊治近似一致。

其三,没有标准化的实践格式。标准化实践是现代科学的一个重要理念,现代医学对各种病的诊断和治愈都有一个规范的标准,而中医药学的实践,无论是基础理论对正常人体的认识,还是临床理论的诊治理念,都没有约定俗成的标准,更没有法定的标准规范。这是中医临床没有形成关于中医病名的标准,没有中医证型标准规范的原因。

第六章　中医药文化根植于中国传统文化

中医药文化是中国传统文化的重要组成部分,在中国传统文化的土壤中萌发、形成、发展和繁荣,是中国传统文化的优秀代表。

第一节　在中国传统文化的土壤中萌发

文化的创造和利用是人类诞生的核心标志,中国传统文化是中华民族在认识、适应和利用自然界,在认识人类社会的实践中创造和利用的文化体系。中医药文化就萌发于中国传统文化之中。

一、中华文化的初始状态

文化是人类的创造,人类创造文化有三个基本要素,即人是创造文化的主体、人的社会实践是基础、人的思维是桥梁。中医药文化是中华民族在抗击疾病和寻求健康的社会实践中创造和利用的物质和精神的总和。

(一)中华文化的启蒙

人类文化的基本形式是物质文化和精神文化,精神文化的核心内涵是人类在主动认识客观世界的过程中,所创造的以意识形态存在的文化。人类在进入新石器时代以前的若干万年中,基本没有创造出具有社会意义的精神文化,在经历了若干万年的蒙昧后才迎来了具有社会特征的精神文化启蒙。在中华大地上,至少从距今二十多万年以前,我们的祖先就长期固定地生存于此,并与其他地域的人类群体同步,于距今一万年前开始了精神文化的启蒙,创造了丰富多彩的史前启蒙文化,这应当是我们中华文化的萌芽。

1. 中华人

我国的考古界认为,北京猿人至少在二十三万年前就固定生活在发现地,说明早在二十多万年前,中华民族的祖先就以人类的若干群体的形式生存和生活在中华大地,他们就是"中华人"。"中华人"长期生存和生活的中华大地拥有适宜人类生存、生活、繁衍和发展的自然条件。中华大地位居地球北半球的亚热、暖温、中温带;大地上有山川、高原、丘陵和平原,有江、河、湖、海,有森林、草原;大地上春、夏、秋、冬四季分明,雨水充沛;大地上资源丰富,物产多样……这是最适宜人类生存和发展的黄土大地,这是最具备激活人类认知智慧的客观环境。当时的中华人除物质和精神生活极为贫乏以外,疾病是时刻危害他们的又一大社会问题,但是在疾病面前,人们束手无策,除了忍受疾病的折磨别无办法,那时的人们还不知道如何认识疾病,更不知道如何摆脱疾病的困扰,甚至连生命、人和人体是怎么回事都不知道去思考,当然也不可能创造关于认识疾病和健康的文化。

2. 中华人的精神启蒙

与人类智慧发展基本同步的中华人,大约在一万年前的旧石器时代向新石器时代过渡的时期,开启了从必然王国向自由王国前进的步伐。呈现这一重大发展的标志是中华文化的启蒙。

所谓启蒙,是指人的智慧的开启,是人类从蒙昧向智慧的发展。人类的启蒙是指人类从不会认识客观世界到主动认识客观世界的起始。所谓精神启蒙,是指人类的认知意识的开启,因为人类在长达几十万年的磨难中,并不知道如何利用人脑的功能去把握和高效利用客观世界。中华人在从蒙昧迈向智慧的步伐中,我们虽然没有足够的证据证明我们的祖先比人类的其他种族较早地进入启蒙时代,但是从中华史前文化涉及的幅面和内容,我们可以自豪地认为,早在人类文明时代之前的五千年间,中华人就已经创造了丰富多彩的中华史前文化。

在中华文化发展史上,中华人的启蒙具有伟大的意义。其一,中华人的精神启蒙为中华文化的创造准备了主体条件,为中华人创造有中华特色的精神文化准备了人的认知思维条件;为中华民族的形成,为中华民族文化体系的形成迈开了最艰难的第一步。其二,标志着生存于中华大地的原始人,结束了漫长的蒙昧时代,跨进了主动认识客观世界的启蒙时代;其三,标志着中华人开始了最早、最初的认识客观世界的意识活动;其四,为中华人认识、适应和利用大自然的伟大实践拉开了帷幕,为中华民族的崛起揭开了智慧的大幕;其五,高效刺激着中华人认知思维的发展,促进了中华人大脑的发育。

(二)中华史前文化

我们的祖先与人类其他种族一样,当刚刚摆脱蒙昧的时候,他们对客观世界的认识是极为简单、极为肤浅的,但是毕竟开始主动认识客观世界了。

1. 中华史前文化的主要内容

中华史前文化是指中华文化进入文明时代以前,上溯至启蒙时代开始时的文化。我们虽然难以获得一万年前至五千年前,我们的祖先启蒙文化发生发展的原始资料,却可以从已知的文化资料推测当时的情况。例如关于神话传说、崇拜和巫文化的传播。虽然是在人类有了成熟的分音节的语言系统和成熟的文字系统之后,语言和文字的成熟自然在文明时代之内,但从上述三种文化的内容和形式推测,其创造和发展过程绝不可能主要在文明时代开始以后,而是在文明时代到来之前的数千年间,这个数千年应该就是人类精神文化的启蒙时期。我们之所以关注中华启蒙文化,是为了从中寻找中华民族文化基因特质的根源,寻找中医药文化区别于其他医药文化的认知思维和思想渊源。

崇拜,是启蒙文化最早出现的文化形式。我们的祖先感觉到太阳出来大地就有阳光,人们就可以看到周围的事物和动态;太阳出来大地就暖和,处在寒冷中的人就感到舒适;太阳出来人们就可以寻找食物以充饥;太阳落山则黑暗来临……人们逐渐发现,在他们生存和生活的环境里有大量的自然事物给予人们太多的好处,人们离不开它们,如天上乌云下的雨、地上刮起的轻风、树上的果实等。人们想不通是什么力量带来这么多好处,他们把这些不理解、又看不见的力量称为"神",认为"神"的力量非常强大,无所不能。中华人对不同的自然力的认识形成了不同的"神",如山神、水神、天神、灶神、福神、禄神、寿神等。人们将有益的自然力量称为神,神是对自然界"万物有灵"观念之上的想象性解释。中华启蒙文化的崇拜还有英雄崇拜和生殖崇拜。

神话传说,中华文化的神话传说是祖先对认识、适应和利用自然能力及获得成就的历史虚构,如盘古开天、女娲补天、女娲造人、三皇五帝、大禹治水等,都是中国人耳熟能详的神话传说。启蒙时代的文化对人的创造力和创造成绩的解释,都归于想象中的英雄人物,其实,中华社会发展过程中所有的成就都是劳动着的大众所创造的。

巫文化是中华启蒙文化中最复杂、最接近人的思想和实践的文化形式,我们的祖先是巫文化的集大成者。巫文化涉及当时社会实践的各个领域,上至部落的等级和职权,中至各类社会劳动的分工与管理,下至各种社会事务的运行与操作,都是在巫术的理念和意识支配下进行的。从巫文化的表现形式看主要有关于对客观事物、客观现象解释的诉说性文化;有表达人们对事物发展愿望的心理趋向性表述;有以实际操作性动作干预客观事物发展变化过程的巫术等。在启蒙文化时期的中华大地上,到处都弥散着巫术的气氛。当时人们中的相当一部分,他们观察天、地、事物的运动和变化、人的活动与客观事物的关系,他们开始把客观事物的某些宏观的、简单的关系在思想上建立起联系,形成了最早的对客观事物的认知。当时人们的个人经历不同、地位不同、掌握客观事物资料不同、认知思考过程和方式不同,导致对事物认知程度的不同,从而表现出的巫文化形式和说服力也不同,出现了"小巫见大巫"的不同。

2. 中华史前文化的作用和意义

中华人在精神启蒙时代创造的启蒙文化为中华民族的崛起和发展起了非常重要的作用，对中华民族文化的萌发和形成打下了坚实的基础。

中华史前文化的作用主要体现在对人类精神文化的发展和人类文明时代的到来做了充分的准备，可以设想，如果人类没有发生启蒙文化，人类仍然在蒙昧中磨难。具体地说，崇拜促使人们正确认识自然和社会的力量和作用；神话传说促使人们注重历史，从历史中汲取经验和吸取教训；巫文化是人类进入文明以后的古代科技、古代制度和古代宗教的原始母性文化。上述三种启蒙文化对中华民族传统文化的形成起着重要的基因作用。史前启蒙文化启动了人类伟大社会实践从必然王国走向自由王国的步伐。

（三）中华文化的潜质

文化的潜质是指先前的文化元素为后来文化的发展提供的基础因素。中华民族传统文化之所以表现出与其他文化不同的特质，体现为中华民族传统文化的特色，与中华人在创造启蒙文化过程中所植入的潜质分不开。中华人在创造崇拜、神话传说和巫文化的过程中，为中华民族传统文化积淀了许多优秀的特质，以文化特有基因的形式影响着中华民族传统文化的形成和发展，也为中医药文化的发展方向植入了基因。

中华启蒙文化的崇拜、神话传说和巫文化三种形式体现出共同的文化形态特质，主要通过客观事物的宏观形象联系把握事物的关系，想象、联想和形象性构思是中华人主要的认知思维方式。中华人沿着不脱离事物形象的思维模式一直走到文明时代，走进中国传统文化的全过程。中医药文化主要表现了以形象思维为主导的思维模式。

中华启蒙文化的崇拜充满着中华人对大自然的敬畏。我们的祖先早在近万年前就认识到天之下、地之上的大自然是人们生存的唯一环境，认识到江河湖海、山川草原、黄土大地与人的生存和生活的密切关系，这些认知的基本观念都成为中国传统文化自然哲学"人与天地相应"理念的认知渊源。其中对盘古、黄帝、炎帝、女娲、尧、舜、大禹等传说中英雄人物创造历史的崇敬，是中国传统文化"以人为本"理念的认知渊源；中华启蒙文化也有生殖崇拜，但中华人不是赤裸裸地对生殖器官的崇拜，而是向祭祀祖先的方式发展，为后来的中国传统文化崇古理念的形成提供认知渊源。这也是中医药文化崇古观念的思想基础。

中华启蒙文化的巫文化对中国传统文化影响最大。巫术的表现形式主要有顺势巫术、传化巫术、接触巫术。我们不可能描述出当时人们施展巫术的细节，却可以从现在民俗文化的一些行为或理念寻找到史前巫术的痕迹，如民间常说的"顺风顺水顺民心"，就是顺势巫术观念在现今民间的遗迹；现实生活中的美好祝福语言和骂人的语言都是传化巫术流传于现在的表现形式；现在农村人家办喜事做被褥还是请同村家丁兴旺、生意兴隆的人家帮忙，意为这家人有灵气，他们做的被褥可沾上灵气，预示新人新家也人丁兴旺、和谐美满。

中国传统文化中的许多基本观念之源可追溯到史前文化的巫文化,中国传统文化中顺应大自然的自然哲学思想,就是受到史前顺势巫术理念的启发和影响逐渐形成的;中医药文化中许多药物性味和功用的解释也受到顺势巫术的影响,如理气药要用山涧流水煎药,补益药要用井水煎药,铁落这一味中药之所以有降气、镇惊的作用,是借助其质重而下行之气。其他还有多种巫术动作和理念,都从不同方面影响中国古代科学的发展,有人说巫文化对古代文化的影响极为深远,认为巫文化是古代科技、古代制度、古代宗教文化之母。

二、从中华文化独立出来的中医药文化

人类社会的第一次大分工为中医药文化从启蒙文化中独立出来提供了主体条件。

(一)人类社会的大分工与文化的分化

人类最初的社会劳动是混沌的,即原始部落里的人没有明确的社会分工,因为社会生产力极度低下,社会组织以部落为单位,部落成员很少,社会劳动以寻找食物为主,劳动内容极为简单,劳动对象没有构成分类的基本条件。

人类社会劳动分工是社会生产力发展的必然产物。由于社会群体的增大,社会人口增加,社会生产能力增强,社会劳动内容增多并趋于复杂化,复杂的劳动和劳动效率的需要,使劳动的劳动内容趋向保持一贯性,这就是社会分工的客观基础。

最初的社会分工形式很简单,主要分管理、生产、生活等几大类。管理者应该也有等级和内容的区别,如大部落首领可能是几个小部落首领的领导者,也是一个大巫;社会劳动的群体有种植、采集、打猎等;分工为生活群体的劳动内容有做饭、育儿等,其中一个重要的内容是为部落内人们解决疾病问题。

分工条件下的劳动者,由于长期处于同一种劳动,劳动效率的追求,使他们特别注意观察劳动对象,思考劳动工艺改进和劳动工具的改造。又由于长期劳动内容的不同,思考的对象不同,社会必然出现不同的文化。分工为人们除病的劳动者,其实就是负责为人除病消灾的巫师,他们长期关注人群里出现的疾病问题,劳动内容的专一使认知对象相对集中,为后来中医药文化的萌发准备了实践和认知的基础条件。

(二)医从巫中来

人类文化的发生和发展,都经历了从启蒙时代到文明时代的过程,而启蒙时代的巫文化为古代科技提供了最初的探索。在中华文化的发生发展过程中,启蒙文化亦为中国传统文化的形成和发展注入了许多特有的基质。中华启蒙文化的巫文化为中医药文化

的形成起到了孕育作用。

1. 巫医的主要内容和形式

巫医之术有"祝由""禁术""占卜""巫药"等形式。其中"祝由"是施以语言诉说，行巫者以上天之神代言者的身份，诉说病之由缘，再借用一些辅助道具，施展一些驱散鬼邪的动作，试图达到祛病的目的；"禁术"是借神的名义，通过一系列动作和语言，向人们展示一些禁忌的行为；"占卜"有占星、占梦等，占星是通过解释天上星辰的位置、大小及其变化，预测生活中的事物或身体的某些不适将要发生的变化；占梦是巫师对求助者梦境的解释，预示着求助者未来的吉凶；"巫药"之术是行巫者施用一些植物、动物、矿物、化石之类的物品，通过外用、煮水服用、烧炒服用等办法，同时施用祝由、禁术等方法，亦为人们祛病。

启蒙时代的巫术在今天看来是极为荒唐之事，但是在没有科学和文明的时代，对于刚刚摆脱蒙昧的中华人来说，已是翻天覆地的变化和飞跃的进步。这些巫术为什么能持续数千年？为什么能在一定程度上获得祛病、防病的效果？其一是因为"万物有灵"的观念、敬畏神灵的心理是社会上的主导思想，人们心理上相信巫术的语言或动作，并主动配合巫医的举止，加之当时的疾病相对简单，巫术具有一定治病作用就可以理解了。社会发展到了启蒙时代后期，巫师在运用药物和针灸、推拿、按摩等办法祛病时，尽管用巫术、巫语包装，其实质是药、针、推、按等起到了祛病的作用。

巫医之术盛行的时代因为没有文字，我们不可能获得当时巫医活动的原始资料，能找到的较早记载，如《山海经》等早期的自然哲学著作之中有关祛病的记载，是口耳相传了数千年之久巫医活动的文字再现。医字的繁写体"毉"的创造和运用最能说明医巫一体的最早状态。

2. 医巫分离的客观和主观条件

医出于巫，这是对中医药萌发过程的真实记录和判断，今天在追溯中医药文化之源的思考中，厘清中医药文化与巫医的母体关系，是深刻理解中医药文化实质的需要。

医巫分离的客观基础有两个方面：其一是社会实践。因为疾病和健康的问题关系到全社会每个成员，当人们身有不适时，每个人都有仿效巫医动作的机会，当人们没有能力施展巫术时，只效仿巫医推、按、用药的动作而获效时，久而久之，人们渐渐丢掉了巫术的语言诉说，流传于社会的只有动作和用药的过程了。其二是操作性巫术的有效性。巫医医术本身就有巫语和操作两部分构成，随着时间的推移，含有祛病作用的实际操作部分向多样化、复杂化发展。而真正起到祛病作用的是以操作为主，如在患者身上拍打、用木棍滚动、用加热过的用具刺激机体某部位、用采来的某种植物煮水口服等，这些举止和操作正是发挥祛病作用的原因。因此，操作性巫术的疗效是巫医分离的重要客观基础。

医巫分离也有主观原因，其主观因素是人们主动认识客观事物、主动思考的能动性。

其主动认知思考的表现,我们可以做如下反推。其一,当时的人们一定在仔细观察和比较,巫语诉说、巫术动作、操作与减轻疾苦之间的联系,长期的观察和思考会使人们将操作性巫术和病苦的减轻之间建立密切联系的认知;其二,人们有目的地主动减少巫语诉说,有意识地主要依靠操作性举止祛除疾苦,使医巫分离成为事物发展的必然趋势。

3. 医巫分离的文化意义

医巫分离具有极大的文化意义。其一,对中华文化从崇拜、神话、巫术等意识性文化向实践性文化发展起了创始和示范作用;其二,为中华人认识关于健康和疾病问题形成了独立的实践对象;其三,为中医药文化向专业性发展提供了基本条件,中医学之所以能在春秋战国时代形成完整的理论体系,没有医与巫的分离,在文明时代到来之前的数千年间抗击疾病的实践,是不可能创造出系统的中医学理论的;其四,为中医药文化的形成和发展准备了坚实的基础条件。

(三) 中医药文化的初始状态

从医巫分离至文明时代的到来,中华医药文化还难以形成独立的文化体系,而是混沌地存在于中华早期文化的哲学之中,存在于民间文化之中。其中关于人与自然的关系存在于自然哲学,人与人的社会关系等存在于人文哲学的阐述之中,而关于治病用药和治病操作技艺等的记载多存在于民间传说。

中医药文化最初形式的特点:一是不系统,不独立,说理不充分;二是理论和实践不统一,创造理论的思想家不一定是专门从事诊断和治疗疾病的实践者,存在着理论与实践不协调的现象;三是中医药文化没有将人的机体作为自然体去认知和观察,这种认知的基本观念成为后来中医药文化认知理念体现出社会文化特征的基因;四是认知思维以动态观察人体的整体活动为主,而不注重人体内部的静态结构的认知。

第二节　在中国传统文化的环境中形成和发展

中医药文化是中华民族的创造,中国传统文化是其生存和发展的沃土。

一、第一个文化盛期与中国传统文化

我国历史上的春秋战国时期是中国文化发展史上的第一个盛期,同时也处在世界文化发展史上的第一个盛期。中医药文化体系就形成于这个时期,并成为中国传统文化的重要组成部分。

(一)世界文化的第一个盛期

全世界优秀而古老文化的发生、发展基本上表现出同步的状态。在距今一万年以前的旧石器时代向新石器时代过渡的时候,人类的文化发生了翻天覆地的变化,人类从不主动认识客观世界的蒙昧,开始向主动认识客观世界的启蒙文化发展。大约经过长达五千年的启蒙和探索,于距今五千年前进入了文明时代。由于生产力的发展和西方古代优秀民族的实践和思索,在距今三千年至二千五百年之间,古希腊人创造了被西方文艺复兴时期所称颂的古希腊文化。

所谓"言西方文化必言希腊",意为古希腊文化是西方近代科学文化的源头,主要指古希腊哲学所创造的抽象逻辑思维模式,开启了近代自然科学家们认识自然事物的基本思维之路。古希腊哲学文化是由一大批善于抽象逻辑推理的哲学家共同创造的,主要代表人物有亚里士多德、欧几里得、泰勒斯、赫拉克利特、柏拉图等。古希腊哲学的突出特点是将认知的主要对象指向了物质世界,试图寻找构成万物世界的物质本原,而且用严密的抽象逻辑推理客观事物的内在联系。

继古希腊文化之后,古罗马人创造了古罗马文化;在古希腊文化之前的千余年间,古埃及人创造了古埃及文化;地中海东岸两河流域的古巴比伦人创造了古巴比伦文化。上述文化合之,西方人将古西方文化推向了第一个文化盛期。

(二)中国文化的第一个盛期

古希腊文化出现的时候,在世界东方的中华大地,也几乎同时出现了一个与古代西方文化完全不同风格、不同认知思维方式和不同文化形态的东方文化体系,使中华民族的文化大潮涌现于世界文化洪流。中华民族的祖先在漫长的原始时代与世界其他民族的祖先一样,一直生活在蒙昧之中。新石器时代以来,亦创造了丰富多彩的启蒙文化,并与古希腊人同步,在世界的东方创造了一种与西方文化完全不同性质的文化体系,出现了中国文化史上的第一个盛期。

中国传统文化兴起于距今五千多年以前的奴隶制早期,形成于春秋战国时期,历时三千多年。中国传统文化是以汉族文化为核心的文化体系,它的形成与西方文化不同,其源头文化没有经过多个民族部落的交替、转移和改造,没有经过复杂的经历,而是从启蒙文化逐渐发展成为具有中华民族特色的文化体系。

大约在距今四千多年以前,生存于中华大地上的汉族已经创造了成熟的表意性文字体系,随后出现了有关夏礼、历法、天象的记载。从先秦学者的文献中常可见到关于《夏书》《夏训》的引证,说明在夏王朝时已有专门的史职人员汇集历史典册;《易经》《尚书》的学术思想形成于夏商时期,其中的阴阳、五行学说为中国传统文化奠定了思想和认知思考的方法基础。春秋战国时期是中国第一个文化盛期的高潮期,出现了"百花齐放,百家争鸣"的学术氛围,在哲学、军事、文学、历史和医学等方面取得了突破性发展,形成了以中国古代自然哲学、人文哲学和人伦哲学为核心的中国传统文化体系。

(三)中国传统文化环境

所谓中国传统文化环境,是指中医药文化形成和发展中所处的文化环境。这个文化环境是以汉族文化为代表的中国传统文化体系,它起源于夏周之间,形成于战国时期。当时的主要内容除中医药学以外还有哲学、文学、历史、天文、军事、艺术等。

1. 中国传统文化的内容

中国传统文化的灵魂在哲学中,它反映了中国传统文化的全部精神,体现着中国传统文化的基本特征,是中国传统文化区别于西方文化的标志。其内容包括自然哲学、人文哲学和人伦哲学。自然哲学的主要著作有《易经》《山海经》《简书》等,所论涉及天人关系、自然规律、社会法则,是哲学方法论阴阳学说和五行学说的创始之作;人文哲学在讨论人与人的关系和人的社会作用等问题中开展讨论,形成了儒家、道家、墨家、法家等许多学术派别,其主要著作有《书》《春秋》《礼》《道德经》等;人伦哲学主要讨论社会伦理道德,如孔子的《论语》等。

中国古代文学亦成熟于第一个文化盛期,其成就有以《诗经》为代表的大批诗作。《诗经》是我国现存最早的一部诗歌总集,其中有为君主歌功颂德的内容、有贵族们的欢乐、有下层庶民对社会的不满和对美好生活的向往;战国时期屈原的《离骚》是我国古代最宏大的抒情诗篇。

军事在中国传统文化中占有重要的地位,这是西方文化所不及的。西方人善于征战,城邦或国家之间连年征战,却没有人专心研究战术,没有形成专业的军事战术理论。中国则不然,以战国时期军事家孙武为代表的古代中国军人,充分吸收中国传统文化的营养,总结了古代战争的经验教训,创造了影响世界的中国古代军事战术理论,主要著作有《孙子兵法》《孙膑兵法》《吴起兵法》等。

战国时期的先民对研究历史也产生了浓厚的兴趣,记录历史成为当时许多文人的志向,最有成就之作是《春秋左传》,还有《战国策》等,为后世留下了丰富而生动的春秋战国时期的史料。

2. 中国传统文化精神

以人为本、顺应自然、礼仪为先、中和之道等是中国传统文化基本精神的内核。概括起来,主要表现在如下几个方面。

其一是人本精神。中国传统文化的辉煌主要体现在人文方面的成就。中国的贤哲从思考自身存在出发,建立了以人为本的理论体系:哲学理论不是把自然界作为认识的对象,而是认为"万物皆备于我",自然为我而存在,万物皆在我心,认为天道即人道;认识人比认识自然重要,从而建立了以人为中心的人生哲学体系;在礼仪、伦理、道德方面,更强调人与人的相互尊重,强调礼、让、谦为先,而不提倡展现个性;在医学中强调人的心理因素在防治疾病中的作用,认为人的正气存内,邪不可干;在史学中注重人的社会使命和作用;在军事理论则强调"智"的作用大于"器"的作用。

其二是顺应自然的精神。在人与自然的关系方面,中国传统文化不是站在自然界的对立面,而是强调人居天地之中,天人合一观是中国传统文化天人关系的基本出发点,认为人是天地万物之一,人秉天地之气而生;道德自然观认为人受天地的支配,人不可违抗天命,人只有顺应自然才能生存;提倡清静无为的人生观,主张抑制人欲,认为人的欲望是无止境的,人只有克制自己的欲望,做到清心寡欲、循规蹈矩,才能成就事业。

其三是中和之道,提倡中庸和谐。认为世界的万物都是中和的,不强不弱,阴阳平衡,人做事也要讲究中和,不能过激、过极,也不能不及。和谐是中和思想的具体体现,其含义有三:其一,认为凡事单一为不圆满,合和才为佳,如音乐只有一种声音不好听,炒菜只有一种味道不好吃,治病只用一种药材效果不好,而多种声音的谐调、多种味道的调和、多样药性的搭配才是最好的;其二,认为人与人的关系以和为贵,反对不讲人情和无缘的争斗;其三,中国古人的心理趋向总是追求圆满和完美的结果。

其四是动态思维理念。中华先贤在认识客观世界的过程中,善于在自然事物的活动状态下观察事物,在寻找事物动态联系中把握事物的本质和规律,因此,想象和联想是古代哲人思维活动中的实在因素。纵观中国传统文化的各种理论、学说、思想、观念,都没有通过对事物抽象的规定,没有建立起抽象概念体系,更没有形成可演绎的推理体系,而是通过对事物宏观动态的描述,达到对事物本质的把握。如经络学说是医生根据针灸时相关穴位得气感觉部位的动态联系,再经一系列的形象性构思而逐渐完成的。

3.中国传统文化特点

中国传统文化相对于西方近代文化表现了如下特点。

其一,在平稳过渡中定型。中国传统文化从史前文化逐渐进入文明时代,既没有经过断代性的文化变异,也没有经过不同民族的大改造,而是沿着人类文化发展的正常轨迹发展着。如汉语言文字一直沿着以形表意的方向发展,并成为定型后的中国传统文化的基本工具之一;远古的神话传说逐渐发展为以描述历史为内容的文学和历史;始终承袭启蒙时代的思维模式,是中国传统文化发展的内在核心因素。

其二,文化结构表现出重人文而轻自然的倾向。第一个文化盛期中的中国传统文化的哲学、文学、历史等,非常重视人与人的关系,强调人与人之间的和谐;在论及人与自然的关系时,强调人对自然的适应。而关于自然的科学文化只限于对某些自然现象观察的描述。

其三,主要经过不脱离客观事物形象为主导的思维模式。这种思维模式的基本单位不是抽象概念,而是表象、是观念。因此,中国传统文化中没有形成形式化的定义体系,也没有对客观事物进行严格的质和量的规定,更没有形成抽象的可演绎的概念体系。

其四,适应于当时生产力的发展。中国传统文化形成和发展的历史时期,是中国大一统自给自足自然经济逐渐巩固和发展的时期。这个时期的农业和手工业生产工艺的改进和劳动工具的改造,都可以主要依靠宏观观察把握全过程,可以主要依靠宏观思维实现对事物的把握,这种思维的产物是观念或表象。观念和表象的形象性,有利于转化为实践的目的,因为实践的目的是以表象的形式存在于实践者的大脑之中的。中国传统文化的这个特点有效地促进了中国古代生产和科技的发展。中国传统文化的精神影响和规定着中医药文化的发生和发展方向。

二、在中国传统文化环境中形成的中医学

中医药人在中国传统文化的环境中,以环境文化为知识基础,展开了对疾病和健康问题的深入思考和系统实践,从而创造了自成体系的中医学。

1. 中医学的形成

作为一门独立的学科,中医学形成于二千多年前的我国古代第一个文化盛期,其标志是中医理论巨著《黄帝内经》的问世。

关于中医学形成的年代,历代医家和现代医史研究者一致认为是春秋战国时期,即距今二千五百多年前的我国第一个文化盛期。在此以前,关于中医药的知识还没有形成专业理论体系,先民们同疾病斗争的知识以经验的形式存在于社会文化的混沌体中。

作为一门学科,特别是一门应用性学科的形成,至少需要具备如下几个条件:第一,丰富而坚实的实践基础;第二,适宜的文化环境;第三,一定的理论模式。在春秋战国期间,这三个基本条件均已具备。

中医学的形成是中国传统文化发展的必然产物。其一,春秋战国时期,我国社会已经实现了社会大分工,为人诊治疾病的活动已是社会上不可缺少的固定职业,并形成庞大的中医药职业群体。他们一方面接受前人传下来的诊治疾病的技术;另一方面观察和研究新的医学问题,并思考解决的办法,使当时的医疗水平上升到从未有过的高度。大量的医疗实践使当时的医生积累了丰富的经验,为中医学理论体系的建立打下了坚实的基础。其二,在我国古代第一个文化盛期,中华文化诸子蜂起,百花齐放,竞相阐发所关注问题的观点,并在哲学、文学、天文、历算等许多方面出现了重大理论突破,活跃的文化氛围为中医理论体系的酝酿提供了良好的文化环境。在这种文化氛围的刺激下,中医药人一方面借助环境文化思考人体和疾病"是什么"和"怎么样",另一方面借助环境文化的思维模式,努力解决医学领域里的理论问题。其三,哲学等学科的理论为中医理论的形成提供了理论模式和理论成分。如当时的道家学说中关于养生的理论,不仅为中医提供了说理模式,而且直接提供了理论成分,被中医理论吸收;又如《周易》中的阴阳学说被

直接吸收过来,说明中医理论中某些具有对立关系事物的道理;再如《洪范》中的五行学说,被引来说明事物之间相互滋生、相互制约的关系。

2. 中医学的体系

中医学不是经验的组合,而是有着完整学科结构的科学体系:中医学有系统的理论和与之相应的实践体系。理论和实践在科学体系中的作用和相互关系主要表现在如下几个方面:其一,中医理论回答了该学科的基本问题,即人体、疾病和健康"是什么"和"怎么样"的问题;其二,中医临床实践体系具备可操作性的规范系统,可以切实解决诊治疾病和防病健身的实际问题;其三,中医理论对实践具有绝对的指导作用,是中医药实践活动须臾不可离开的指导理论;其四,中医药实践活动为理论的发展提供着丰富的临床经验,并检验着中医理论正确与否。

3. 中医学的发展概况

中医学自春秋战国时期形成体系以后,在两汉时期,《伤寒论》的问世标志着中医临床理论趋于成熟;六经辨证法的广泛应用,标志着中医临床体系的形成,使中医学得到突破性的发展。此后,经隋代至盛唐,由于整个社会文化的繁荣,一方面,中医学对病因、病机和证候的认识及描述更加深刻和全面,另一方面,医疗卫生事业得到空前的发展。宋金时期是中医药学术思想最活跃、也是最有成绩的时期,以金元四大学派为代表的众家学术思想争鸣,繁荣了中医药文化,丰富了中医药学术思想。明末清初,中医学完成了温病理论的创立。与此同时,西方医学开始传入中国,中医药学逐渐失去部分医疗阵地,从此以后,中医理论再没有重大突破。中华人民共和国成立后的半个多世纪以来,中医事业一直处在不断的发展之中。

中医学发展的动力来源于社会的医学难题,中医学只能在解决医学难题的实践中,才能发现问题的本质,寻找解决新难题的根本途径,最后实现理论的突破。两汉以前,中医学虽已形成系统的理论,但对复杂的疾病,却没有找到诊治的规律。两汉时期的时行疾病与内伤杂病困扰着人们,直接威胁着民众的健康,以张仲景为代表的一代中医,深研《黄帝内经》《难经》,反复实践,终于掌握了外感热病和内伤杂病的发病特点及治疗规律。唐、宋、金、元时期,中医各家纷纷依据中医经典理论,从不同角度出发,展开对疾病的发生、诊断、治疗等各方面的探讨,又一次出现中医百家争鸣的良好文化氛围,先后出现了补土派、寒凉派、滋阴派和攻下派等著名中医学术派别,极大地丰富了中医理论的学术思想,完善了中医临床体系。明末清初,瘟疫四起,新的医学难题摆在中医药人面前,传统的医术模式已不见其效,必须探索解决它的新办法,以吴又可、叶天士等为代表的广大中医药人又一次解决了社会医学新难题,创造了温病理论,发展了中医学。

那么,为什么中医学在解决了温病问题以来再没有重大突破呢?这是因为,一方面,明末清初以来,西方医学开始传入中国并迅速得到发展,占据了相当大的医学阵地,社会上的医学难题不再主要依靠中医药学去解决了,中医理论失去了发展的原始动力;另一方面,西方医学是随着西方文化传入中国的,西方文化潮涌式的传入,改变了中国大地的文化环境的性质,中国传统文化中的自然文化先后被淘汰、被代替,中医学失去了不断汲取同质文化新鲜营养的环境。西方文化的传入冲击着中国传统文化,使中医药学的理论体系失去了发展的重要条件,但是中医学并没有像其他中国古代自然文化那样被完全淘汰,却仍然顽强地生存着,并继续为人类的健康事业发挥着不可替代的作用。

三、中医药文化的中国传统文化特征

中医药文化是中国传统文化的重要组成部分,以中医学为核心的中医药文化充分体现着中国传统文化的特征。

(一)传统文化的基本特征

传统文化是相对于现代文化而言的,它具有文化的世代性、民族性、积淀性和特色性特点。

1. 世代性

世代相传是传统文化最基本的特点,其主要特点是代代相传不间断,有相对稳定的社会基础,文化的基本结构不变。世代相传的文化自形成一定的规模之后,通常在固定的社会群体中从上一代继承下来,再传给后代。例如,中国传统文化自从春秋战国时期形成基本体系以后,一直在中国大地上,在以汉族为主的社会群体中一代接一代地承袭,中间从未间断过,直到目前我们所接触的中国传统文化,都是我们祖辈传下来的。中国传统文化是世界上极少没有中断过的传统文化之一。

2. 民族性

民族性是传统文化的又一特征,传统文化一般都与特定的民族有关。这里所说的民族,不是指某一个具体的民族,而是指以种族区别为特点的民族群,如我们中华民族的传统文化,虽以汉族为主体,但也包括其他一些民族的文化,如回族、蒙古族、朝鲜族、苗族、壮族、傣族等,这些民族的传统文化是中华民族传统文化的一部分。传统文化的民族性主要包含如下几层含义:一般是指由一个民族或一些生活习惯相近的民族群所创造的文化;这些文化都体现着特定民族的心理性格和心理趋向;都鲜明地反映着该民族群的精神寄托。

3. 积淀性

积淀性是传统文化的第三个特征,传统文化的传统性特征存在于各种文化形式所蕴含的思维方式、方法和风格等文化的基质之中,也是传统文化的基本成分,这些基本成分

在文化的发展过程中被渐渐地积淀下来。所谓积淀,是部分成分的沉淀,如一只杯子中盛有某种溶液,溶液可以经常更新,但杯中的溶质却在慢慢地沉淀。传统文化中关于对客观事物认识的内容可以随着认识的深入而不断更新,但是其中关于探索自然和社会的思维方式及所表现出的某些精神品质却可以代代相传,并在认识、适应和利用客观世界的过程中发挥着积极的作用或表现出一定的风格。传统文化的积淀主要表现在文化精神、文化成分、思维方式的积淀。

4. 特色性

特色性是传统文化的第四个特征,也是最重要的特征。世界文化因各种传统文化的特色而丰富多彩,各种传统文化也因各自的特色在世界文化大花园中争奇斗艳,因此,特色性是传统文化的突出特点之一。在世界文化中,传统文化的种类多不可计,但每一种传统文化又都有自己的特色,没有特色的文化,不可能成为传统文化。但是并不是所有的传统文化都具有代表性,中国传统文化是世界文化花园中最绚丽的鲜花,也是最具活力的传统文化之一,它不仅支撑了五千多年的中华文明,而且为世界文明的进步注入了巨大的活力。中国传统文化是世界上最具特色的传统文化之一,是世界东方文化的代表。除中国传统文化外,东方文化中的印度文化、日本文化等也有自己的特色。西方也有属于他们的传统文化,如古希腊文化和古罗马文化。各种传统文化都以自己的特色而挤身于世界文化的大体系中。传统文化的特色主要表现在思维模式的特殊、文化内容的特殊和文化风格的特殊。

(二) 中医药文化的中国传统文化本质

中医药文化的传统性是最突出的特性,在现代科学文化环境中,中医药文化以其独特的形式存在着并发挥着特有的作用。

中医药文化突出表现了中国传统文化的民族性。其一,中医药文化是以汉族为主体的中华民族的思维结晶。汉族是世界上几个古老优秀民族之一,汉族人不仅勤于实践,亦勤于思考,中医药文化正是中华民族在长期同疾病斗争和寻求健康长寿的实践中,经思维创造的民族文化。其二,是以汉族语言和文字为载体的文化。中医药文化中的理论、学术思想等,均以汉语言文字为载体保存下来,并传给后代;中医药文化的许多内容通过民间借助古代汉语口耳相传的途径存在于社会文化的环境中。其三,中医药文化鲜明地反映着汉族人的心理特征。中医药文化不论是在认识和解决医学问题的思维方式上,还是在对于疾病的态度,对于健康长寿的愿望等方面,都充分显示了汉族积极向上、向往美好的心理趋向。其四,中医药文化在寻求健康之路的实践中密切结合日常生活和生产劳动,充分体现了汉族的生活习惯。

中医药文化在中国传统文化的环境中世代相传,是典型的世代传承的文化。其一,代代相传,从不间断。中医药学形成体系以前,先民们同疾病斗争的经验,以及寻求健康长寿的思考,以口耳的形式上代代相传;中医药学形成体系后,中医药医疗活动形成了专门的职业,中医药文化一直是中华先民治病养身的武器。其二,家族传承。中医药文化的世袭性在中国古代文化中表现得尤为突出,古代许多挂牌中医药人打出了"中医世家""祖传中医"的牌匾。其三,师徒传承。跟师学技是中国古代文化传承的一个重要形式,中医药文化在古代亦主要依靠这种形式传承,中医药发展史上许多学术流派的形成和继承,亦主要依靠师承关系完成。

中医药文化是在现代科学文化之林中竖起的一面传统文化的大旗,与现代科学文化形成鲜明的对照,表现出传统科学的特色性。其一,形式多样。中医药文化存在于中医药学的理论之中,存在于中医临床的诊治技术之中,存在于中医临床活动过程的文化交流之中,还存在于人们的日常生活之中。其二,范围广泛。中医药文化是中华民族全民的文化,古代时期上至皇帝、皇家贵族,下至平民百姓,无不关注中医药,无不希望了解中医药;特别是中国古代文人、宗教人士,都不同程度地了解中医药学的理论和技术,可以说,中医药文化是中国古代文化环境中传播最广的文化形式。其三,思维方式的特殊性。中医药学之所以表现出特殊的文化形式,主要是古代中医药人在认识和解决医学问题的思维中,经过了与现代科学文化完全不同的思维道路。

第三节　最具活力的中国传统文化

中医药文化是中国传统文化最优秀、最具活力、最具代表性的文化体系,在中国传统文化中占有重要的地位,推动了中国传统文化的发展。

一、中医药文化在中国传统文化中的地位

中医药学是唯一存活下来、并在科学发达的今天仍然有效地服务于社会的中国传统文化,也是唯一将系统理论和实践体系有机结合的中国传统文化。中医药文化是最优秀、最有活力和最具代表性的中国传统文化,在中国传统文化中占有非常重要的地位。

1. 最优秀的中国传统文化

中国古代创造了许多科技发明,为世界文明做出了不可磨灭的贡献,但中国传统文化却没有在认识自然的道路上形成关于物质世界的系统理论。然而中医药文化除外,它不仅创造了关于人体和疾病"是什么"和"怎么样"的系统理论,而且形成了关于诊断和治疗疾病的实践体系,充分显示了最优秀的中国传统文化的地位。

其一,中医药学把人体作为独立的认识对象,对人体及其疾病做实际观察,完成了一门自然文化所必须具备的关于认知对象"是什么"和"怎么样"的理论,即以藏象学说、病

因病机学说和辨证论治理论为基本内容的中医基础理论。而中国传统文化中其他自然文化,没有一门学科形成独立的认识对象,也没有站在认识对象的对立面,把握对象的本质、联系和规律,更没有形成系统的理论。如中国古代虽然有一些关于物理、数学、化学和生物现象的记载,却没有形成系统的理论体系。中医药学的优秀之处就在于它站在大自然和人体的对立面,创立了中医药学理论体系。

其二,中医药学在形成和发展的过程中,不断吸收中国传统文化中的优秀成分,表现出极大的活力。例如,中医药学在升华理论的过程中,成功地利用中国古代哲学思想,把阴阳、五行学说及气一元论引进中医药学本质和联系问题的思考中,一方面,中医药活动为中国古代哲学提供了广泛的实践基础;另一方面,使古时中医药人最大限度地准确把握了认识对象。

其三,中医药学始终把自然和人体的生理、病理变化作为认识事物的直接依据,作为诊断和治疗疾病及探索养生保健方法的依据;中医诊治讲究因时而异、因人而异、因地而异,认为患者机体的实际情况、疾病的变化是辨证论治的根据;中医药学反对在诊治中拘泥于一法一方的僵化思维,认为临床思维不从实际出发一定会贻误病机,必有害于医道。

其四,中国古代医药家都具有深厚的中国传统文化造诣。《黄帝内经》时代的名医没有留下多少姓名,自扁鹊到张仲景,从唐代孙思邈到金元四大家,从吴鞠通等温病理论创始人到张锡纯等中西汇通医家,他们都是中医药文化著名的创造者,同时又都拥有深厚的中国传统文化功底,是中国古代不同历史时期的文化名人。

其五,中医药人在认识和解决医学问题的思维中,选择了最恰当的思维方式。在中医药学形成和发展的时代,由于社会生产力水平低下和社会知识总量有限,人们还不可能主要依靠抽象的逻辑思维把握客观世界。中医药人选择了以不脱离客观事物形象为主导的思想方式,通过司外揣内、取象比类的思维方法实现对事物的理性把握。形象思维是人类思维发展史上早期和中期文明思维的主导思维方式,是人类认识客观世界的常用思维方式之一。

2. 最具活力的中国传统文化

中医药学不是一个自我封闭的学科,它以临床疗效作为检验理论和诊治的根本依据,不断吸收环境文化的营养,在解决医学难题的过程中不断得到发展,表现出极大的活力。

其一,坚持实践是检验理论的标准。中医药学的基本理论和临床的理、法、方、药理论,都是对实践经验升华而形成的,并在医疗实践中受到检验。中医药学是一门应用性科学,实践效果是中医药学的灵魂,古今中医药人始终坚持临床疗效是检验一切理论的标准。在认识和解决医学问题的实践中,古今中医药人始终以中医理论作指导;在诊治疾病和健康咨询服务中,仍然以中医理论为指导。但是施用的理论恰当与否,临床诊断、治疗正确与否,都将在实践的效果中受到检验。理想的疗效需要总结经验,不理想的疗效必须反思,总结教训。

其二,不断从环境文化中吸收营养成分。任何一门学科都不可能脱离一定的文化环境而独自发展,中医药学在古代始终处在中国传统文化环境之中,并不断地从中吸收营养成分,从而使自身不断得到发展。哲学思想是中医药学吸收最多、作用最大的营养成分,其中关于人与自然的关系、关于社会心理、思维方法等思想的形成都离不开中国古代哲学,如中医阴阳学说、五行学说,人与天地相应理论的萌发、形成和发展,都是吸收中国哲学思想成分的结果;又如中国古代儒、道、佛中的许多优秀思想也是中医药学吸收的对象,中医药学关于治未病、养生、强身和修身养性等学术思想的形成和发展,与上述思想有着密切的联系;再如,朱丹溪的"阳常有余,阴常不足"理论的形成,充分吸收了宋代大理论家朱熹的理学思想。古代天文观测和历法研究成果是中医运气学说形成的客观依据。古代语言、文字、文学研究为中医药学的发展,为中医药学术思想的传播,为中医药诊疗技术的流传提供了最适宜的文化载体。

其三,存活时间最长。中医药学与中国传统文化同时诞生,在中国古代长达数千年的历史长河中,中医药学一直为保障中华民族的繁衍昌盛、为增强中华民族的身体素质做出了不可磨灭的贡献。自明末清初以来,西方科学文化带着西方医学涌向中国,在如此强大的文化冲击下,唯有中医药学没有像其他传统自然文化那样被淘汰、被淹没,顽强地在自己的阵地上发挥着特有的作用。二十世纪中叶以来,尽管中医药学遇到来自多方面的不理解、冷落和排斥,但是,中医药学的疗效及其在许多方面解决临床疑难问题的特有能力,是其生命活力的体现。中医药学没有被西方文化所冲垮,也没有被现代医学所代替,它还将在解决未来医学难题的实践中显现自己特有的魅力。

3. 最具代表性的中国传统文化

中国传统文化源远流长,历史悠久,特色鲜明,中医药文化集中体现了中国传统文化的特色,是中国传统文化的典型代表。

其一,中医药文化将中国古代社会文化和自然文化有机结合起来,运用于医学问题的认识和解决,使中医药学成为中国传统文化中唯一具有自然和社会双重属性的两栖文化。中医药学的研究对象是人,而人具有社会和自然的双重属性,自然环境的不良因素可以通过人的自然属性作用于机体,使人的机体生病;不良的社会因素,如强烈持久的郁闷情绪刺激可以成为许多疾病的病因,因此,疾病和健康也具有自然和社会两种属性。中医药人在认识和解决医学问题的过程中,一方面要注重人的自然属性,按自然规律诊治疾病和保护健康,并总结经验,升华理论;另一方面,又要注重人的社会属性,按心理活动的规律诊治疾病和维持健康,并总结经验,升华理论。可见,中医药学把自然和社会的两种文化有机结合于医学活动的实践中,充分显示了中医药学双重文化属性的特点,也充分体现了中医药文化所具备的中国传统文化代表性。

其二,全面体现了传统文化的特点。中国传统文化在内容上突出人本主义,在理念上讲究合和、圆满、中和,在表达形式上体现思辨性。中医药文化充分体现着中国传统文化的上述特点,中医理论的生命观、疾病观和治病理念及养生理论,特别强调人的因素,认为人秉天地之气生,人可以适应大自然的规律,人体自身也表现出极强的规律性。《黄帝内经》说:"正气存内,邪不可干。"即使发病了,人体自身固有的卫外功能可驱病邪外出,而恢复健康;治疗的本质只能辅助机体驱邪,治疗过程要充分调动机体的自我调节、恢复能力,中医养生理论更为注重调动人体自身的积极性,强调以"治未病"为主的预防原则。中医理论在阐述医理时也体现追求合和的文化风格。例如,藏象学说非常强调五藏之间相互滋生和相互制约的关系,在治疗选药配伍时强调药物功能的相互配合,体现了中医理论追求合和、圆满的风格。中和思想在中医理论中处处可体现出来,如中医学认为人体本身就是阴阳动态平衡的体现,阴和阳两方面都不可偏盛、偏衰。认为"阴平阳秘,精神乃治",治病本是调理失衡的阴阳,主张"中病即止",不能克伐太过。中医理论阐述形式的思辨性,是中医理论没有体现抽象逻辑形式的重要依据,其根本原因是中医药思维方式没有经过抽象的逻辑思维的判断和推理。

其三,充分继承了中国传统文化的思维模式。爱因斯坦在谈到中国古代思维方式时有一个不解之谜,他说西方科学依靠形式逻辑和科学实验创造了西方近代科学,中国古代的先哲们没有走这两步路,惊奇中国的古代发明和创造经过的是什么思维途径。在中国传统文化形成和发展的过程中,确实没有形成以抽象逻辑思维为主导的社会思维模式,而是沿着人类思维发展的轨迹,充分发挥了形象思维方式的作用,形成了以形象思维为主导的社会思维模式。中医药学完全继承了传统文化思维模式的衣钵,在认识和解决医学问题的思维中,通过以形象思维为主导的思维方式,实现了对医学本质、联系和规律的把握。中医理论的基本单位不是抽象概念,也没有形成它的定义体系,更没有可演绎的推理关系,但是,以想象和联想为表现形式的形象思维,使古代中医药人创造了中医理论,如经络体系的形成,中药、方剂理论的获得,中医药人在临床上诊治活动的思考等,所有中医医学活动的过程都生动体现了以形象思维为主导的思维过程。

其四,处处散发着中国传统文化的气息。中医药文化和中医医疗活动的各种著述、文献中,其文体、表述、语言、文字、书法等方面,处处都散发着中国传统文化的气息。传统中医药文献主要有经典理论著作、歌赋、医案、医话、中医杂记、中医人物传记等。中医药学的理论著作如《黄帝内经》与《周易》《论语》等古典文化著作体裁一致,都体现着论文集的特点;诗词是古代文学著作的重要内容,中医药学有各种关于药性、功用、主治、汤头、脉理的歌诀,民间还流传关于中药的谜语、对联等,都是借助中国古代传统文学的形式达到传播中医药文化的效果;中医药人的医案、医话、医学杂文和医学人物传记,都以古汉语的格式书写,不少医学文献直接作为素材收入经、史、子、集中。中国传统文化文体表述不同于西方理论著作以抽象的逻辑推理形式表述,而是以对客观事物的形象联系的描述阐述其深刻的道理,将深刻而抽象的中医道理寓于对个性事物的形象描述之中。

中医药著述的语法结构与传统文化文体的语法结构完全一致,语句干练,词语生动,言语流畅。汉字书法是体现中国传统文化特色的一个重要窗口,古代文人都希望通过书法展现作品,展现文才,中医药处方是古代中医药人展现医技和文才的重要窗口,古时中医药人都刻苦习练书法,努力借助处方以汉字的优美书法展现给同行,展现给社会。

二、中医药文化在中国传统文化发展中的作用

由于中医药文化在中国传统文化中占有重要的地位,决定了它在中国传统文化发展中必然发挥着特有的作用。

1. 为中国传统文化提供了广阔的实践空间

中国传统文化有两大特点:其一是社会人文思想理论比较成熟,形成了具有中国特色的以人文哲学为核心的理论体系;其二是古代科学技术比较发达,一直走在世界前列。但是,中国传统文化也同时存在两个缺陷:其一是没有形成与社会人文思想体系相对应的实践体系;其二是与发达的古代科学技术不协调,没有形成关于物质世界的构造性自然观,以及在这个自然观指导下的自然科学理论体系。中医药学却是例外,它不仅拥有完整的实践体系,而且有与之适应的理论体系指导。中医药学对中国传统文化的最大贡献,是广阔的医药学社会活动为中国传统文化的哲学、伦理、宗教、文学等社会人文理论提供了最广泛的实践空间。

其一,中医药医疗活动是中国古代哲学发展的客观基础。如果说阴阳学说在《周易》中只是空洞的代名词,那么中医学阴阳学说则赋予它客观的实际含义。如中医学通过阴阳学说阐述具有对立关系事物的规律,可以帮助医家厘清人体结构在内外、上下、表里的关系,帮助医家理解病理机制中虚实寒热的对立、依存和在一定条件下相互转化的本质;五行学说在中医学中的运用,并不仅仅说明中医学坚持朴素唯物主义的立场,而是深刻反映了事物之间相互滋生、相互制约的事物联系的规律,更说明中医药人的实践为哲学发展提供了广阔的社会空间;中医临床辨证论治的基本原则,是中国古代哲学辩证法思想在中医学中的体现。总之,中医药学中大量的哲学思想不仅反映了中医药学对中国古代哲学的依赖,同时也说明了中医药的医药活动为古代哲学提供了客观空间和发展哲学思想的客观途径,为理解中国古代哲学提供了客观条件。

其二,中医药从业者是传播伦理、道德观念的实践者。中国传统文化的伦理、道德思想极为丰富,是中国传统文化的重要内容,也是中华民族优良品质的文化体现。中医药人在从事医学活动的过程中,涉及许多伦理、道德问题,例如,传统伦理观念不允许医生们大量、公开地解剖人体,古代中医药人在维护人体完整的条件下,主要通过人体在活动状态下表现于外的信息,揣摩体内的生理、病理活动;又如济世救人的医疗道德思想在历代中医药人的医疗活动中得到充分体现;纵观中医药文化史料,古今的每一个名中医、名

中药师不仅技艺精湛,而且医德、医风高尚,他们是中华民族优良道德观念的实践者,在医药之道的行业内为发扬中华优良伦理道德树立了典范。

其三,传统宗教观念在中医药文化中的体现。中国传统文化的宗教流派主要有儒、道两家,佛教系国外传入,其宗教思想虽各有特长,但都与中医药文化有着特别的联系,主要体现在疾病和健康观念方面,三者都主张以乐观的态度对待人生,以积极的态度遵守自然规律和以认真的态度治疗疾病。中医药文化广泛吸收了各派宗教思想中关于养生防病的理念,并把这些理念与中医药文化有机结合起来,使空洞的宗教思想在医学与健康问题的实践中发挥积极的作用。

其四,传统思维方式在中医药学实践中的应用。思维是座桥梁,是人们从实践到理性的必由之路;思维又是加工厂,人类一切认识、适应和利用客观世界的意志、目的和方法等都是加工厂的产品。我们的祖先运用中国传统思维模式创造了整个中华文明,创造了具有中华民族特色的优秀传统文化。古代中医药人完全继承了传统的思维模式,在中医药医学活动中发挥了特有的作用。反过来,中医药医学活动又为传统思维模式的发展和完善提供了客观基础。中医药人对人体结构及其功能活动的把握,是依据机体在活动状态下表现于外的信息,经形象思维揣摩体内的动态情景,如藏象学说、经络学说、病因病机学说等都是这种思维模式的产物;诊断疾病主要依靠这种思维方式把握病机;治疗疾病的机制是针对动态的病机,因势利导,经形象性构思形成的动态治病方案,如针对大渴、大热、大汗出、脉象洪大的阳明经证,白虎汤中用生石膏既清热又能引热外达,用知母入里清热养阴等。纵观古代有名的中医药方,每一首都可以使医者在大脑中构思出一幅中药调理病机的生动画面。总之,中国传统思维模式在中医药医学实践中充分发挥了桥梁作用。

2. 极大地丰富了中国传统文化的宝库

中医药文化作为中国传统文化的重要组成部分,其大量的著作、文献丰富了传统文化的宝库;丰富多彩的中医药社会活动为古代文学、历史提供了大量生动的素材,历代中医药人发明的医疗工具,为中国古代科技增添了光彩。

其一,中医药文化浩如烟海的各类著作、文献、医案等,极大地丰富了中华文库。从内容看,中医药著作可分为经典理论、医学杂文、医案、中医药人物传记等,仅中医经典著作流传下来的就有几十种,各种经典问世以后,后人对经典的注解、注释则更为丰富;中医药的医学杂文有医语、医话、医案、札记等,为后人留下了许多医学经验、医学理论,丰富了传统文化的文库,丰富了社会文化生活,丰富了人们的思想;中医历代人物传记是中医药文化宝库里又一类珍宝。从藏书情况看,中医药类图书是各级藏书机构必不可少的内容;即使非中医药从业者的个人藏书也少不了中医药经典和方、药之类的书籍。

其二,中医药文化是中国古代经、史、子、集的重要资料。中医学、中医医疗制度和中医药学名家的资料一直是古代文化人关注的重点,无论是探索理论,还是写史著文,都必不可少地收集中医药活动资料,有的还直接讨论医理,或评论医术,或描述病情,或记载医案,记载中药材。如《黄帝内经》的书目被东汉班固所编的《汉书·艺文志》收集;文集类收集有关草药的功用、主治、医书序言、医事诏书,以及食疗、养生方面的中医药文稿;史书类对中医药文化活动很感兴趣,各类史书都少不了中医药学和中医药事的内容,如《史记》《后汉书》《三国志》等都载有医事活动、医学人物,就连稗官野史、地方志之类的史料,也少不了中医药文化和中医药活动的内容;经书论医药更为常见,《周易》论医之深可达医理、发病、养生;《诗经》发医、药家微言,抒心灵妙语,颂药言怀;其他如《周礼》《孟子》《春秋》等都论及医理、记载医事。不仅如此,中医学理论对诸子的思想也有较深的影响,春秋战国时期的孔子、孟子、老子等,都对中医药文化有很深的造诣,他们不但研究医理、药理,并将对医理、药理的理解引用到哲理的论述中,有的甚至为人看病和开具治病的药方。

其三,中医药文化是古代文学艺术的素材源泉。中国古代的文学艺术形式主要有诗歌、小说、戏曲和绘画等。中医、中药和养生活动是社会生活的重要内容,必然与反映社会生活的文学艺术发生一定的联系。古典小说多在情节中记述医事、描写病情和展现诊治经过,如笔记型小说《梦溪笔谈》记述了许多宋代和宋代以前的中医史料;通俗小说《东游记》涉及生理、养生、胎教及病后调养;文学巨著《红楼梦》《西游记》为了情节的需要,多处描写诊病、治病的故事。中医医事活动也是绘画艺术的重要素材,如敦煌莫高窟的壁画中有医人诊病的画面、有抢救患儿的情景。诗词在反映生活、抒发情感时,也与中医药发生密切联系,如诗人屈原的诗常涉及中药药物,也阐述他的养生思想,他推崇道学,认为人应珍惜"精气",心怀恬淡虚无,顺应自然,在《远游》中的"保神明之清澄兮,精气入而麤秽除",其他如曹操、陆游的诗,关汉卿的戏曲等都论医道抒养生。文学艺术之所以把医药学及医疗活动、医药人物故事作为艺术创作的素材,是因为医药学、医疗活动是人们最关心的社会事务之一,而且中医药学可论之理广泛,医事可述之事普遍,容易引起人们的注意,容易激起人们的共鸣。一般来说,文学艺术创作中,引用中医药学、中医医事的素材,有利于作品深化主题,有利于作品增加趣味性,有利于突出情节或刻画人物。

其四,中医药文化是民俗文化必不可少的素材。中国传统文化的民俗文化主要涉及饮食、起居、养生、婚姻、生育等社会生活的诸方面,这些事物也是医药学讨论的重要内容,因此中医药学、中医医事活动和中医药人物必然成为民俗文化不可或缺的素材。饮食文化把饮食保健和食疗作为中心内容,而要使饮食文化达到最佳的文化效果,作者必须通晓中医理论,熟悉食疗方法,如《全上古三代秦汉三国六朝文》一书中,提到饮食论医的文赋就有五篇。《说汤》《食》《食箴》和《食忌》每一篇中都详细论述饮食与健康、疾病的关系,介绍许多食疗的方法。酒文化是我国古代民俗文化的重要内容,许多文人都在自己的作品中论述饮酒与健康、疾病、治病的关系,还有许多文人描写饮酒以后的心理感受。此外关于起居、住所、服饰和容貌的文化作品中,亦有处处涉及中医药的现象,认为人们在调节起居、寻找住所、选料裁衣和修饰化妆时,都必须以适宜人的生活、有利人的健康为原则。

其五,为传统科学技术添光彩。中医药学不仅在理论和临床方面为繁荣传统文化做出了突出的贡献,古代中医药人在长期同疾病斗争的过程中,也创造了许多科技发明、发现和创造。例如,被誉为中国古代第五大发明的人体经络学说,数千年来,它一方面为中医临床诊治提供了理论依据,另一方面由经络而引起的研究绵延数千年,至今仍是中外生命科学研究中一个不解之谜;宋代王惟一铸造的针灸铜人名扬世界,是中国医药文化的珍宝;针灸针的发明、改进和应用为世界科技增添了光辉的一页,特别是针麻技术的发明与应用,是针灸技术的亮点;其他如炼丹技术(开创了我国古代化学的先河)、中医正骨小夹板固定技术、金针拨障技术等,都是古代中医药的科技发明和创造。这些发明、创造不仅有效地配合了中医临床,创造了无数诊治奇迹,同时为中国传统科技发明增添了光彩。

3. 为研究中国传统文化提供生动而真实的资料

中国传统文化是中华民族对数千年社会实践的理性反映,为繁荣世界文化做出了突出的贡献。中国要走向未来,走向世界,必须弘扬民族文化、弘扬中华传统文化,而做到这些应当首先研究中国传统文化。中医药学和中医医学活动是最具代表性的中国传统文化和传统文化活动,可以为研究中国传统文化提供直接、现实、生动的第一手资料。

第七章　中西医药文化的殊途异道

在我国为什么有中西两种医学长期并合法地存在？在我国社会健康文化生活中为什么有中西两种医药文化并存？同一个健康和疾病问题为什么有中西两种医学解释、有两种技术体系？等等。这是人们在寻求健康的思考和行动中都在思索的问题。因为人们在遇到健康和疾病问题时，需要选择利用哪种医药文化指导自己的健康行动。因此，有必要从人类文化发生和发展，从中西文化的分道扬镳的视角，帮助人们寻找中西医药文化同题异解的文化渊源。

关于中西文化的不同，爱因斯坦曾在给他的朋友斯威策的信中不解地说，西方科学的发展是以两个伟大的成就为基础，那就是：希腊哲学家发明形式逻辑体系（在欧几里得几何学中），以及通过系统的实验发现有可能找出因果关系（在文艺复兴时期）。在我看来，中国的贤哲没有走这两步，那是用不着惊奇的。令人惊奇的倒是这些发现（在中国）全部做出来了。西方文化的本质和发展规律已被哲学认识论所揭示，中国传统文化是怎样形成和发展的？本章将通过比较两种文化的起源和发展过程，寻找它们的分界岭，探索两种文化殊途发展的规律，揭示中医药文化的本质、特点和规律，为读者驾驭中西医药文化提供思考的线索。

第一节　人类文化的起源与中西文化的源头

我们在精神文化层面分析中西文化分化的原因，可以从人类文化起源状态寻找中西文化分歧的线索。

一、人类的原始文化

本教材不属于考古文化教育，我们依据已有古代文化研究资料，反推人类文化的发生、发展状态,目的是寻找中西医药文化的渊源。

(一)人类的诞生与文化

人类的诞生是地球上的一件大事,更是人类的大事,人类的一切从此开始。

1. 人类的起源

人类的诞生对地球上生物的进化、发展是一个偶然的现象,在此之前的若干亿年,没有任何主观意志的力量可以使它发生任何微小的变化,地球并不需要人类的存在。但是人类需要这个地球,人类离不开地球,人类也不希望地球发生不利于人类自身生存的变化,因为地球的某些微细变化直接关系到人类的健康。人类在寻求健康的行动中,认识地球,认识大自然,认识生存的环境等,认识一切与人的机体生命活动相关的客观事物。

中医药文化研究不需要追究人类起源的时间,却需要思考人类曾经经历过怎样的苦难,这些苦难对人类机体的进化可能产生怎样的影响,这些影响对认识人类今天和未来的健康问题有什么参考意义等。如果说人类从近万年以前才开始主动认识客观世界,那么可以推断,从一万年向前推至人类诞生的几十万年间,人类完全没有主动支配自然事物的能力,完全被动地生存于天地之间。在那几十万年间,人们食饮无度,饥饱无常,水谷不熟、不洁;人们寒暑无避,爽暖不得;人们又终日生存于恐惧的心理环境中等。恶劣的生存、生活环境严重影响着人体的正常生理活动,疾病和早衰给人体的遗传留下了痕迹,而且这些不良的人体遗传痕迹不断积累。还是到了人类发现并利用火,掌握了种植技术时,人体在不断改善生活条件的前提下,逐渐获得了自我抗击疾病的能力,并且遗传给后代。人们今天的机体上存在的发病基因和抗病力的基因,都与人类进化过程的获得性遗传有关。

人类诞生的核心标志是可以创造和利用文化,中医药文化通识教育了解人类诞生的意义在于如下几点:其一有利于寻找医药文化发生的源头,在人类文化的起源中寻找医药文化萌发的迹象;其二从推测人类诞生后的生存、生活状态,寻找人类疾病发生和变化的初始状态;其三从文化与地域、种族的关系寻找中医药文化民族特质的最初萌芽。

2. 文化的起源

在人类诞生以前,这个地球上本没有文化,因为文化只属于人类,地球上只有人类可以创造文化,人类的存在、生存、生产和生活是文化起源的根本。我们可以从如下几个方面阐述人类的社会活动与文化起源的关系。其一,文化与人的社会活动有直接关系。文化是人对自身社会活动的反映,没有人类为生存、生活和生产而发生的活动,人类的大脑也不会受客观事物的刺激而活跃起来。其二,文化的起源与人脑的思维密不可分。思维是桥梁,思维可以将人类的社会活动转化为文化。智人可以将食用某种食物能祛头痛的认知,借助表情或肢体动作传达给别人,别人再传给其他人,久而久之便成为社会性的知识,其他动物则不可能。其三,文化的存在和传播借助文化的载体。最原始的文化的载体有人类智慧活动的痕迹,有人体发出的各种信号,如表情、肢体动作、声音等,不同的表情,不同的肢体动作,不同的发音音调、长短、高低等,都承载着不同的含义,传达不同的信息。其四,文化是人类在社会活动中创造的。

3. 人类的文化

人类开始有了文化,这是人类的一件大事,也是地球上的一件大事。人类自从开始创造和利用文化,促进了优良基因的进化,为人类走向精神文化启蒙准备了基本条件;人类有了文化,就开始了适应和利用自然界的实践,开始了创造生产力的劳动;最初的文化非常简单,我们只能从考古发现中发现极少的物质文化;有了文化,人类开始感觉疾病的痛苦;最初创造文化的效率非常低下,文化发展速度非常缓慢。

4. 有精神活动,无精神文化

人类从脱离动物开始就有了属于人类的精神活动,我们可以推测当时人们的精神活动主要有恐惧、愤怒、痛苦、狂躁等,偶尔也有快乐。其特点是真实而不虚假,不会伪装;粗野而不细腻;情绪状态转移快等。这些粗野的精神活动会从两个方面影响人的健康:强烈而持久的不良情绪可能影响人体的正常生理活动;良好的情绪状态有利于人的生存。

(二)原始认知及其发展

文化是人类在社会实践基础上经认知思维创造的文化,讨论文化必然涉及人的思维。因此,推测人类原始认知思维的状态,是寻找文化之源的重要途径。

1. 人类思维的原始状态

思维是人的基本功能之一,人类从脱离动物那个时候就开始了属于人类的思维活动。其最初的状态表现出如下特点:其一是思维活动相当简单,思维过程相当短暂,思维认知程度相当肤浅;其二是当时人们的记忆时间相当短暂,记忆时间短暂则很难将客观事物的联系在思维中有所把握;其三是没有载体承载思维的结果,没有文字,没有分音节的发音语言;其四是人类的思维难以体现出思维的个性特点,而是以思维的群体性为表现形式。

2. 原始思维产生的条件

人类思维的发生,理论上同步于人类的诞生,如果说人类的历史已经有七十万年之久,那么人类的思维也有七十万年的历史。人类思维的产生是地球上生物进化的一个非常重大的事件,是人类诞生的关键性环节。那么在生物进化的数千万年间,是什么原因突然使一部分类人猿越出了动物进化的程序,发生了思维突变,从而改变了这类猿种的进化历程,朝着智人的方向发展的呢?其一,大自然的刺激是激活大脑发生质性变化的直接因素。恶劣的自然环境如风、雨、雷、电、严寒、酷暑等直接威胁着类人猿,当它们的本能性动作难以抵御恶劣的自然刺激时,生存的欲望刺激着大脑的激化活动,由本能反应到主动思考、主动想办法;异类动物的伤害、侵袭等刺激着类人猿想办法更有效地躲避伤害或抗击侵袭。其二,良好的自然环境激发类人猿主动利用大脑,思考寻找适宜的生活环境,如寻找好的栖身地,想法获得更多的食物等。其三,生存的基本需求刺激着大脑的开化。要生存就得找食物,而什么物品可食,什么物品不可食;什么食物好吃,什么食物不好吃;用什么方法得到食物,用什么方法获得更多的食物等,都需要用大脑把记忆中事物的形象联系起来。其四,社会交往。原始人群内人与人有许多信息需要交流,如劳动过程需要协调、分工、合作,获得的食物需要合理分配等。其五,记忆、语言、情感等心理因素的具备。记忆是思维的必备条件,没有对事物的识记和回忆,就不可能在思考中把事物联系起来,不可能进行思考;语言是人们之间交往的信息载体之一,它使关于客观世界的知识和关于社会活动的信息得以社会化,为人们的思维提供材料;情绪、情感是人们对客观事物态度的主体体验,没有这种体验,原始人就不可能激发思考的热情,思维也无从产生。

3. 思维发展的含义

发展有两层含义:其一是哲学意义的发展,是指事物的质性变化,质的飞跃;另一层含义,泛指事物的变化,人类思维发展的过程中有量变,有表现形式的变化,也有质变的飞跃。思维的发展主要体现在深度、表现形式及思维产物的质和量诸方面。在原始时代的早期,人类的思维非常简单而表浅,只能对事物表面现象简单联系地把握;在文明时代到来的前夕,社会处在神秘的神话时代,人类已开始主动认识客观世界,思维活动开始向事物的本质发展,表现出思维的深度;到了近代以来,科学和技术之所以飞速发展,与人类思维的深入发展有着密切的关系。思维的表现形式是指思维活动本身所体现的某些特征,其思维表现形式的变化,记录着人类思维发展的轨道。思维产物的质和量是指思维活动所创造的精神文化的科学水平和人类知识总量。

4. 思维发展的动力

人类思维发展的根本动力来源于人的社会实践,来源于社会生产力发展的需要。人们欲获得更多的物质和文化生活资料,就必须发展生产,而发展生产的前提是正确把握客观事物的本质、规律和联系,实现这个目的的唯一途径是借助思维的桥梁,只有充分发挥人脑的功能,激发思维的活力,才能最大限度地正确认识客观事物,最大努力地做出符合客观规律的决策;人们的社会实践千行百业,每行每业都有需要解决的问题,例如一个患者的疑难杂症可以激活一个医生的思维,一个时期的医学难题可以激活一代医学家的思维,使一个专业群体的思维能力提高到新的水平;在人类历史的发展中,确有无数的思想家、理论家在没有任何客观需求的情况下,凭着对真理、对知识渴求的愿望,长期处于思维状态,或独立思考,或与人辩论,从而推动了社会思维的发展,如以古希腊时期亚里士多德为代表的大批思想家的理性思索,在西方文化的发展史中起了非常重要的作用。

5. 思维发展的基本规律

人类思维发展的基本规律,是由简单到复杂、由形式单一到形式多样的发展趋势。人类思维的发展同步于人类社会的发展,即人类实践的范围愈广,社会实践的层次愈深,思维发展的广度愈阔、深度愈甚,每当人类社会生产发生质性飞跃的时候,也是人类思维发生深刻变化的时期。思维发展的水平适应于人类社会生产力发展的水平,思维必须适应生产力的发展水平;在少数特殊情况下,局部的、部分的群体或个体,可能暂时超前于社会生产力发展的水平,出现暂时的生产力发展不适应思维水平发展的局面。

(三)人类的原始文化

原始文化,是人类最早创造的文化,我们推测原始文化的情况是为了寻找中西文化分道的迹象。

1. 发展速度最慢的文化

所谓原始文化,是指人类在原始时代创造的文化,这是人类从无到有的文化,是人类第一个文化阶段,也是人类文化发展史上历时最长的文化阶段。在那大约七十万年的漫长岁月,人类艰难地挣脱动物的种种束缚,创造着具有人类特征的文化。他们学着寻找、制造和使用劳动工具,他们辨认各种食物,他们以群居的形式过着具有社会特征的生活。由于观察力和记忆力的极度低下,他们认识事物的能力亦非常低下。诸如天空乌云密布和将要下雨,对这两个客观事物因果联系的认知,可能要经过上万年的过程才能成为具有社会意义的文化;再如火的利用,人类脱离动物后的前几十万年,可能仍然以食野果、生肉为主,从在森林火灾后的灰土里,捡回烧熟的野生动物吃着香,到悟出火的用途,再到努力保存火种,再到人工取火,这样一个利用火的文化过程,可能在原始文化的后期阶段,原始人类经历了数万年的实践和思考。

2. 不分地域不分民族的文化

在远古的原始时代,由于人类聚群而求生存,他们难以固定居住的地域,群居的人们又难以长期相聚,自然也难以凝聚和沉淀认识、适应和利用大自然的文化,尤其难以创造出反映群居人们生存、生活特点的文化。因为当时的人们难以长期稳定居住;群居的人量不多;劳动的收获太少,劳动过程极为简单等,使群居的生存、劳动和生活难以表现出不同人群的社会特征,还没有能力创造出反映地域和民族特色的文化内容和文化形式。

3. 被动认知的文化

原始时代的人类虽然脱离了动物,步入了人类进化和发展的纪元,但仍然处于被动认识和适应客观环境的阶段,还不知道主动认识客观世界,因此,这时的人类是处在蒙昧的认知阶段。人类在这个长达近七十万年的蒙昧时期是被动地认识客观世界,其文化属于被动认知文化。其被动的特质是不知道寻找事物背后的原因;不寻求客观事物的相互联系;不知道寻找使自身产生疾病和痛苦的原因,被动地忍受着病苦的折磨,不主动多方寻找摆脱疾苦的办法等。

4. 集体表象的文化

人类的原始文化发展速度非常缓慢,其最大特点是表象性,即人们关于对客观事物活动的形象,不是以个体的形象记忆为存在形式,而是以集体的认知表象为文化的存在形式,因为当时的人们还不可能把握到事物的某些抽象属性和抽象本质,没有关于事物量的认知和表示。

二、人类精神文化启蒙与中西文化分化的萌芽

文化的存在形式主要有物质文化和精神文化两种,我们今天能看到的只有原始物质文化,是在考古研究中发现的原始人劳动的痕迹、原始人创造的劳动工具等。人类的进步和快速发展,靠的是精神文化,因为精神文化是引导人类创造高效生产力的必要条件。

(一)人类从蒙昧到启蒙

在长达数十万年的原始时代,由于社会生产力极度低下,由于感知、记忆和思维能力的限制,人类的精神文化一直处在蒙昧的阶段,而且发展速度相当缓慢。大约在距今一万年前的新石器时代到来时,人类才开始进入精神文化的启蒙阶段。所谓启蒙,是相对于蒙昧而言,迈入新石器时代的人类,试图摆脱精神的蒙昧,开始认识自身生存的客观世界,从而创造了进入文明时代前的启蒙性精神文化。

1. 原始时代的蒙昧

蒙昧是指人思想意识的无知,不知道也不主动认识自身生存的客观世界,不了解客观世界的本质和规律。主要表现是:原始人生存的自然环境非常恶劣,生活的社会环境极为简单,人们只知道为生存而寻找食物和躲避自然伤害,从不会主动认识客观世界的规律;对在社会实践中获得的星星点点的知识不知道通过一定的形式积累起来,群体内的知识交流,只能通过动作比画、表情变化或喊叫等形式实现,而且只能在群体表象的短时记忆中保留;当时没有文字,更没有能力将已获得的知识连贯起来,对知识的利用处在即知即用即消失的状态之中。

2. 精神文化的启蒙

大约在距今一万年前的新石器时代,人类的精神文化进入启蒙阶段,开始主动地思考大自然的某些规律和联系,尽管当时的思考是朦胧的、模糊的,但毕竟是人类主动面对

大自然、面对社会、面对人体自身的开始,并且开始积累知识和主动利用知识,这就是精神文化的启蒙。人类原始时代的精神文化启蒙与西方社会在十七世纪兴起的思想启蒙运动不同,前者是从蒙昧、无知到欲知的起始,后者是文明时代的思想解放运动。人类精神文化启蒙的标志主要体现在如下几个方面。

其一,开始思考人类自身的起源。人是从哪儿来的,是什么力量使人类成为有男、有女,能生育、能行走、能劳动的有灵魂的人等。在远古的人类世界,有着许多关于人类起源的传说,如中国古代有关于女娲用泥土造人的传说,女娲先用黄泥土捏成一个个小人,后来她又把草绳浸在泥浆里,拿出草绳后,泥浆滴在地上,也都变成了人,从此大地有了人类;在西方古代文化发祥地的古埃及,传说世界上第一个人是由名叫哈努姆的神在陶器作坊里塑造而成的;其他还有"自然产生"说,"月亮掉下"说等,说明原始先民已经开始寻求事物的由来,开始主动思考客观世界的"是什么"和"为什么"了。

其二,开始探索大自然的由来和活动规律。在大量中外原始壁画和古书记载的神话传说里有许多关于自然崇拜的内容,说明早在一万年前的新石器时代,人类就开始思考自身与生存环境的关系,开始认识到在自身以外,还有山、风、雨、雷、火等事物存在,并产生了支配自然、努力使自然顺从人的意志的愿望。

其三,开始不自觉地遵循自然规律。以磨制石器为主制造劳动工具,是新石器时代的标志,说明人类已掌握了一些石料的特性,能根据石料的质地选择石材制造工具;当先民发明箭的时候,已开始驯养狗、绵羊等动物了,说明当时的人们已经掌握了这些畜生的习性;农业栽培技术的习练与掌握,说明新石器时代的原始人,不仅认识到哪些植物可以食用,而且掌握了可栽培植物的生长周期和生长习性,认识到季节、气候变化的规律。从上述情况可以看出,先民们对自然规律的认识是被动地、习惯性地遵守自然规律,而不是自觉地利用自然规律。

(二)精神文化启蒙的意义

从蒙昧进入精神文化的启蒙,是人类精神生活的一大飞跃,也是人类进化的重要里程碑,它使人类加速了文化发展的进程,其意义不可低估。首先,使人类启动了从必然王国走向自由王国的步伐。因为精神文化的启蒙,使人类开始主动认识大自然,主动适应大自然,试图按人的意志创造财富,从而使人的意志在同大自然斗争和社会发展中发挥着越来越明显的作用。其次,使人类加快了积累知识的速度。知识的增加必然促进生产力的发展,促进物质文化的发展,促进精神文化的发展,从而推动了人类社会的快速发展,只经历了大约五千年的时间,便使人类真正进入了文明时代。最后,促进了人脑的发育,增强了人类的基本能力。在长达数十万年的蒙昧时期,人脑的思维功能始终处在极其缓慢的进化阶段,而精神文化的启蒙首先刺激着人脑的发育。有考古研究表明,新石器时代的人脑重量明显重于旧石器时代的原始人,并且前额明显突出,说明人脑的生理发生着进化性变化,同时为人类心理活动的活跃提供生理基础,心理活动的复杂化也反过来刺激人脑的发育。

(三)精神文化启蒙的条件

人类精神文化的启蒙之所以发生在旧石器时代末和新石器时代初,是许多相关因素共同作用的结果,其中生产力的发展、挣脱困苦的欲望、记忆时间的延长、思维能力的增强是不可缺少的条件。

1. 生产力发展的作用

以磨制石器为代表的劳动工具的大量改造和劳动工艺的不断改进,使社会生产力水平不断发展。劳动收获的逐渐增多,社会经济条件的改善,必然带来一系列的变化:人们身体的质量逐渐提高;社会人口也逐渐增加等,使原始人的生存和生活发生了质的变化。

2. 挣脱苦难的欲望

精神文化的启蒙,需要精神的启蒙,而精神的启蒙又需要心理活力的支持。社会生产力的发展必然带来社会生活水平的提高,尝到生活甜头的人们刺激着心理活动趋向的变化,由原来的维持已有的生存、生活条件,到想要改善生存、生活条件。正是这种心理欲望驱动着启蒙中的人们的精神追求。

3. 思维能力的增强

人们的心理欲望多,自然环境和社会环境给人们提出的问题会更多,为解决问题而进行的思维更活跃;社会交往多,内容更复杂,生活的需要激发着人们思维的活力;人们希望获得更多的生活资料,希望大自然多一些利于人们生存、生活的适宜天气,希望人身体不要有疾苦,希望早日摆脱疾苦等,所有这些心理欲望和生活需求,都刺激着人们思维的活力,刺激着人们寻找事物之间的联系。

4. 记忆时间的延长

人类自诞生那时起就有了识记和回忆的能力,但是早期的记忆却极为简单且时间极为短暂,可能瞬间即逝。随着社会生产力的发展和人脑的不断发育,人们识记事物的时间逐渐延长,识记和回忆的能力不断提高,从而为积累知识和发展文化提供了主体的心理基础。

(四)启蒙文化的主要内容

当人类从野蛮和蒙昧渐渐走向启蒙的时候,人们对神秘的客观世界充满了幻想,欲望之心里埋藏着人们征服自然的动力,原始人们以崇拜之情表达对自然和社会力量的敬畏;借助想象和联想的翅膀,通过神话传说表达人们对世界和人类认知的解释;当人们把神话传说联系到实际生产和生活中,试图控制事物的发展,实现主宰周围事物的时候,巫术和巫文化便出现在人类文明到来的前夜。

1. 崇拜

在人类还不能理性地把握客观世界的时候,人们对大自然的力量充满了敬畏,一个个神的形象逐渐在原始人的观念中形成,成为当时人们顶礼膜拜的对象,仅古代中国就有五十多种被崇拜的神,如福、禄、寿神、灶神、火神、雷神、龙等。崇拜有自然崇拜、英雄崇拜和生殖崇拜。自然崇拜又有自然物崇拜和动物崇拜;英雄崇拜的人物在古代中国有伏羲、神农、女娲、巫彭、巫咸、仓颉等,西方英雄崇拜的人物有普罗米修斯、忒修斯、赫拉克勒斯等;生殖崇拜在中西文化中有不同的表现形式,西方人表现为对生殖器官的崇拜,而中国文化的生殖崇拜多演化为对始祖的崇拜。

从崇拜的表现形式已经显露中西启蒙文化的裂痕。西方人强调神灵降福的艰难,中国先民的崇拜形式是祈祷自然之神降福,告诫人们不要触犯天神,否则将有天灾人祸;西方人崇拜的英雄都是有血、有肉、有感情的人物形象,中国先民崇拜的神都是先知先觉,无所不能;西方人歌颂生殖的伟大,中国先民崇拜祖先,承袭古训,体现出尊古崇祖的思想倾向。

2. 神话传说

神话传说是先民在没有文字的条件下对历史的虚构反映。西方的神话传说以希腊神话为代表,如《神谱》《伊利亚特》《奥德赛》等,中国的神话传说散见于《山海经》《公羊传》《尚书》《诗经》等。希腊神话反映出西方理性的觉醒和对理性的追求,神话传说中事物之间的联系表现出清晰的逻辑结构、强烈的抗争精神,流露出探索欲望;中国神话传说则体现出浓厚的人伦情意,追求圆满,体现出顺应自然而生存的人生态度。

(五)原始文化的高级形式——巫文化

在原始时代,自然界对于当时的人类是一个充满神秘和幻想的世界,客观世界每一种刺激都使他们感到神秘,人们既想认识它,借助想象和联想试图解释事物的因果联系,表达人们对于自然事物的态度,表示主宰事物的愿望;又有敬畏和恐惧心理。

1. 巫文化的客观基础

巫文化的巫术与现时的巫婆迷信行为不同,后者明知其术为假,故意充真骗人,而前者是人类认识进步的表现,是在当时生产力水平和认识能力条件下对客观世界的虚构反映,是积极认识客观世界的开始,有着必然的社会基础。自然力可以给人们带来灾难,也可以给人们创造良好的生存环境,是原始人逐渐产生支配事物发展的欲望;梦境的感受使人们相信人的肉体和灵魂是分离的;万物有灵观念是巫术和巫文化的思想基础,认为世界上的一切都有灵魂,神、物、人的灵魂可以相互交流,神可以通过灵魂支配人的感知。

2. "巫"的由来

巫的上边一横表示天,下边一横表示地,中间一竖意为能通天达地。我国民间传说中流传着,能通天达地的人有两个:一个是"重",一个是"黎"。相传在颛顼之前,人人都要与神交往,人人都可以与鬼打交道,人人都可施展巫术。颛顼认为神、鬼不是人人都可以交往的,而且这样下去部落首领将难以管理民众,就来了一番整顿,隔绝天地的通路,不让人人都可通神达鬼,只任命他的孙子"重"统管通天之事,任命另一孙子"黎"统管达地之事。此为帝命之大巫。

(六)中西文化分道而行的潜在因素

在世界第一个文化盛期,世界文化已经形成了中西文化分道而行的定势。冰冻三尺非一日之寒,中西文化的分歧必然在史前文化表现出来某些潜在因素。

1. 语言和文字的因素

语言文字是思维和交流的工具,它们既是文化的形式,又是文化的载体。西方先民较早地发展了有声语言,其言语特点是通过多音节语音的规定,表示事物的含义,叙述事物的经过和联系。西方的文字依附于语言而存在,语音是表意的实在因素,是第一性的,文字只是语音的符号,是第二性的。西方语言文字的这个特点是影响西方文化发展方向的重要因素。

中国文化的语言文字以汉语言和表意文字为代表,在古埃及创造象形文字的时候,我国已创造了比西方多得多的象形文字,而且其语言文字结构和运用方式远不同于西方。汉字是一个文字可表示一个独立的意义;一个文字表示一个词,即单音词;一个文字只有一个音节;词的意义与文字的体形相符;史前文化的汉字以象形字为主体,即象形文字基本上可以满足当时人们思维和交往的需要。由于汉语言文字的上述特点,中华民族的先民们在运用文字进行思维和表达思想时,表现出如下特点:可以不凭文字的语音理解字义;汉语言文字没有突出地表现出语音第一性、文字第二性的特点;汉字的创始不仅早于西方民族,而且相当成熟,在创造文字过程中充分发挥了形象思维的特点;汉语言文字适应了神话传说时代以形象思维为主导的社会思维模式。汉语言文字的上述结构和运用特点,在中国传统文化的发展走向中起到了非常重要的作用。

2. 心理趋向的差别

中华民族与以古希腊为代表的西方民族在文化启蒙中表现出不同的心理趋向。古希腊神话流露出西方民族无畏于自然、无畏于困难的勇敢精神,崇尚经过奋斗才能得到幸福的进取精神,表现出追求真理的探索精神;中国启蒙文化体现的是崇古顺天心理趋向,向往人世间的团圆,维护人与人的和谐。上述两种心理趋向不仅是中西启蒙文化区别的原因,也为其后中西文化走向注入了特定的基质。

3. 潜在的思维分歧

人类早期思维发展的规律是从原始时代的动作思维向形象思维发展,即由思维活动不能脱离自身活动的动作,向可以脱离自身动作,但不能脱离客观事物的形象发展。中华人的思维模式正是沿着这样的道路缓慢地发展着;西方民族的原始思维则是沿着寻求事物内部结构,追求事物之间理性关系的方向发展。

三、中西文化的源头

世界文化在距今二千五百年至三千多年前进入了第一个盛期,形成了东、西两大文化体系。东方文化以古代中国为代表;西方文化以古埃及和古巴比伦文化为始,以古希腊和古罗马文化为核心。

(一)西方文化的第一个盛期

西方者,站在中国称位于西方的埃及、巴比伦、希腊、罗马之谓。西方最早的文化始于古埃及和古巴比伦,但它们仅以文字、宗教、建筑和历法影响于欧洲;随后兴起的古希腊、古罗马文化却以其丰富的内容、辉煌的成就,成为整个西方文化的源头,直至影响到近代的文艺复兴。

1. 内容

西方文化的内容是指古希腊神话传说、古希腊文字、史学和艺术、哲学和科学。希腊神话故事的内容包括开天辟地、神的产生、神的谱系、天上的改朝换代、神的起源和神的日常活动故事等;文学方面有诗歌、悲剧等;史学著作《历史》和《伯罗奔尼撒战争史》生动记录了古希腊的历史及古希腊的建筑艺术和雕刻艺术;古希腊的哲学和科学是西方文化源头的核心,西方近代哲学和科学的许多观念、理论、方法等都源于此。他们追求物质世界的本原,如泰勒斯认为"水是万物的本原",提出水、土、火、气是构成世界万物的基本元素;毕达哥拉斯提出"数是万物的本原"的哲学命题;赫拉克利特提出"火是万物的本原";德谟克利特提出"原子"是一切事物的本原(这里的原子是哲学意义的原子,而不是近代物理学的原子);柏拉图的"理念"论提出了"真实世界"的根本标志是不变的、同一的,不能既是此又是彼,这种思想是抽象逻辑的思想基础;亚里士多德的形式逻辑为整个西方文化奠定了思维方式、方法的基础。

2. 精神

西方文化的基本精神是它的理性主义,体现在西方文化人的创造性思维过程和思想理论之中。他们可以超越自己的感觉、欲望和利害关系,不计功利和得失地追求理性的完美,探求理性抽象的思辨,以满足其求知的欲望和好奇,表现出纯粹理性思维;以合理的态度、符合客观规律的措施操作每一件事是西方人的实践理念精神;他们站在自然界的对立面,自觉地把人与客观世界分开,拉开距离,以对立的角度去探求客观事物,体现出天人相分的认知理念;一切从客观存在出发,把观察客观事物的目光投向事物的内部,寻求事物内部的结构,逐个分析内部结构的各个方面,找出内部结构中各个部分的关系,表现出认知的分析精神;重视一切从实际出发,重视实践经验和获得的第一手资料,一切以自己认定的事实为基础,体现出认知的实证理念。

3. 特点

抽象逻辑思维主导着西方文化的发生和发展,纯粹理性的精神是抽象思维的思想基础,形式逻辑和欧几里得几何推理是抽象思维的主要模式;多音节拼音语言适应于抽象思维;文字只是语音的符号;理论结构的可推演性;文化表述的直白性。

4. 作用

在第一个文化盛期形成的西方文化雏形对当时西方的经济和政治,对后来科学和文化的发展产生了深远的影响。它开启了西方文化的源头,标志着西方民族彻底告别蒙昧和启蒙时代,真正进入了文明和科学发展的时代;丰富和活跃了当时社会民众的精神生活;文化发展所带来的思想、理论、观念等为建立国家及社会管理制度打下了理论和思想基础;为后来的文艺复兴等一系列文化的革命和科学的发展准备了理论雏形和思维模式。

(二)中国文化的第一个盛期

中华民族在漫长的原始时代与世界其他民族一样,一直生活在蒙昧之中,新石器时期以来,亦创造了丰富多彩的启蒙文化,并与古希腊民族同步,在世界的东方创造了一种与西方文化完全不同性质的文化体系,形成了中国文化史上的第一个盛期。中国传统文化兴起于距今五千多年以前的奴隶制早期,形成于公元前五世纪的战国时期,历时三千多年。中国传统文化是以汉族文化为核心的文化体系,它的形成与西方文化不同,其源头文化没有经过多个民族部落的交替、转移和改造,没有经过复杂而艰难的经历,而是从启蒙文化逐渐发展成为具有中华民族特色的文化体系。中医学是中国古代自然文化的杰出代表,除此以外,其他自然科学也有一定的成就,如天文历法、指南技术等,还掌握了一定的光学知识和应用性算术知识。

中国文化第一个盛期的内容、精神、特点和作用等已在前一章阐述。

第二节 中西文化的分道扬镳

在分析中西文化分道扬镳的基础上寻找中西医药文化的区别,有助于理解中西医药文化的本质不同。

一、中西文化的共存与碰撞

在我国现代文化环境中存在着现代科学文化和中国传统文化,这是文化的多样性在我国文化环境中的表现,也是我国文化发展的必然结果,这种文化共存现象表现在我国文化的各个领域。文化的共存带来中西文化的交流、互补和碰撞。

1. 中西文化的共存

中西文化的共存是我国文化发展的特色。在共存体中弘扬中国传统文化,是建设新时代中国特色社会主义的需要,是构建我国和谐社会的需要。中西文化的互补是事业发展的重要途径。在我国卫生健康事业领域,代表西方文化的西医学为我国医疗卫生事业的发展起到了不可估量的作用;但西医也有解决不了的问题,代表中国传统文化的中医药学却在许多方面表现出极大的活力,中西医的互补已成为促进我国卫生健康事业发展的良好机制。

2. 中西文化的碰撞

中西文化的碰撞是我国现代文化环境中的客观存在。所谓文化碰撞,是指不同精神文化对同一事物形成不同的思想、观念、理论所构成的矛盾。当西方文化传入中国后,有部分国人崇洋媚外,认为西方文化无与伦比,全盘否定中国传统文化;也有人不愿意接受西方文化,认为中国传统文化是根、是本,而且认为越是古老的文化越是真理,不可动摇,这是一种保守主义的文化观;还有人在中西文化碰撞面前无所适从,迷茫失措,完全处于被动状态,这是一种消极的文化观;更多的中国人正视文化碰撞的现实,寻找碰撞的根源,正确解决文化碰撞所产生的矛盾,把文化碰撞的能量转化为发展和繁荣社会文化的动力。

3. 中西文化碰撞对中医药的影响

西方文化的传入对我国中医药文化的发展产生了巨大影响。中医药的阵地从十七世纪开始受到西方医药文化的冲击,人们重新审视中医药文化,主张兴西医、灭中医者大有人在,如余云岫等人嗤中医为糟粕;有人处在迷茫状态,不少从业于中医药者,不知道如何宣传中医药和保护中医药,甚至也跟着学西医、用西医;更多的忠诚于中医药事业者,他们坚守中医药阵地,坚持中国传统文化的知识基础,仍然用中医药学的理、法、方、药从事临床活动,为发扬中医药特色做出了不可磨灭的贡献。正确的态度应该是正视中西文化碰撞,分析文化碰撞的原因,探索中西文化的本质区别,寻找它们分道扬镳的根源,从而明白中医药文化的特色所在,并在实践中宣传和有效地发扬中医药特色。

二、西方文化发展的走向

西方文化在第一个文化盛期形成了以抽象概念为基本单位的逻辑思维的雏形,但是这种思维方式却超前于当时的社会生产力水平和经济方式,没有形成社会化的思维模式,在其后的一千多年间并没有发挥主导作用;直至文艺复兴时期,大工业生产力及其带来的经济方式为这种思维方式提供了客观基础,抽象逻辑理论与科学实验的结合,形成了循环加速机制,才形成了真正意义上的西方科学文化体系,并随着近代生产力和科学的发展,逐渐走向现代科学文化体系。

1. 抽象思维的雏形及其作用

以古希腊文化为源头的西方文化没有沿着启蒙文化所展现的以想象、联想为主的思维方式发展,而是标新立异式地萌发了抽象思维的雏形。但是这种思维方式并不是社会发展的适时产物,不是当时生产力发展水平的产物,也不是当时社会实践中自然形成的,而是由思想家在纯粹的苦思冥想中创造的,因此,它并不适应于当时的社会生产力水平;抽象思维的产物是抽象概念,而以改造劳动工具和改进生产工艺为核心的生产力的发展,需要实践的目的表象支配人的操作,而抽象概念和抽象逻辑体系在没有科学实验的配合下,是不可能及时形成具有实践的目的表象的。

抽象逻辑思维出现于较低生产力水平的社会实践中,是一种超前的现象,思维活动是客观存在,思维方式却属于意识的范畴,意识可以暂时超越客观存在的基础而产生。从当时的实际看,萌发的抽象思维方式只存在于文化人的思想中,他们并没有与当时的社会生产实践相结合,即广大的生产劳动者并不掌握这种思维方式,更不可能把这种思维方式运用于认识、适应和利用客观世界的社会生产劳动中。因此,抽象思维并没有在当时的社会实践中发挥推动生产力的作用。

2. 中世纪的低潮

西方文化史的中世纪是指从第一个文化盛期结束,至欧洲文艺复兴之间的一千多年。这一千多年是宗教、神学统治的精神世界,是经院哲学统治的文化环境。教会一统天下,政教合一,甚至教会的权力高于国家的政权,整个社会充满神秘气氛,神本主义、迷信观念笼罩着整个精神世界,以科学、技术为代表的先进文化被禁锢,古希腊、古罗马的人本精神、科学精神被"一扫而光",以抽象思维为代表的科学、技术等先进的思维方式还未来得及与社会生产实践相结合,还没有在社会实践中发挥积极的作用,就被中世纪的"黑暗时代"禁锢在历史的遗迹里。在整整十多个世纪的一千余年间,西方社会生产力没有什么发展,科学没有进步,技术没有成就,社会发展没有活力。但是社会总是要进步,文化总是要发展,在中世纪的后期已经出现了新文化的曙光,法学和自然科学开始苏醒,以传授知识为名的大学开始在欧洲兴起,为文化的复兴做好了必要的准备。

3. 文艺复兴与近代科学

文艺复兴是继古希腊文化之后一千多年的公元十四世纪末到十七世纪初,在欧洲兴起的一场文化复兴运动。它起源于意大利,逐渐传遍整个欧洲。恩格斯说:"这是一次人类从来没有经历过的最伟大的、进步的变革,是一个需要巨人而且产生了巨人——在思维能力、热情和性格方面,在多才多艺和学识渊博方面的巨人的时代。"

(1) 文艺复兴的实质

文艺复兴的表面形式是市民阶层对教权主义和迷信观念的反感和反抗,本能地对古希腊文学艺术的向往,希望古典文艺"复活"。在这种心理支配下人们开始思考人生的意义,开始思考自然世界和人类社会的本质性问题,从而涌现了一批又一批的新兴文学家、艺术家和思想家,通过文学、艺术和哲学表达他们的思想、情感和见解。当文学家复兴古典文艺的时候,哲学家必然崇拜古代哲学家及其理性主义,大力传播古典哲学,并努力在新的时代、新的生产力条件下阐发他们对客观世界的认识。当哲学家把古典哲学思想介绍给人们的时候,古希腊的抽象思维模式也被复苏。因此,文艺复兴是以文学艺术的复苏为形式,客观上却复兴了古典先进的思想和先进的思维方式,实质上是对古希腊文化精神的复兴。从科学的角度说,文艺复兴的最大功劳是找回了古希腊文化的思维模式。

(2) 抽象思维模式的确立

以达·芬奇和哥白尼为代表的自然科学家,把抽象思维与科学实验、生产实践结合起来,并发展成为社会的思维模式,使古希腊萌发的抽象思维方式,经过千余年的沉睡,终于在近代工业的兴起中,在近代科学的创立中,真正成为具有时代意义的思维模式。

(3) 构造性自然观

所谓构造性自然观,是指从物质世界的内部结构认识客观世界的基本思想,内涵包括两个方面:从客观世界内部的结构寻找事物的本质、特点和联系;关于客观世界本质、特点、联系和活动规律的理论具有严密的逻辑结构,是可演绎的。中国古代文化有五行学说,五行学说的基本观念是从事物之间的关系把握客观世界的某些本质和规律;而西方文化的"四根说",认为客观世界是由水、火、土、气四种基本物质构成的,客观世界之所以表现为千姿百态、千差万别,是因为这四种基本物质在一个物体内所占比率不同。这是典型的从物质世界的内部结构寻找事物本质的思想观念。理论的逻辑性是指自然科学的理论都具有严密的逻辑结构,理论体系的最小单位是概念,概念之间具有同一性和不矛盾性;概念组成判断,判断组成推理;任何自然科学的理论都是以抽象概念为细胞的抽象逻辑体系。例如近代物理学关于物质结构的理论,就是从事物的内部寻找本质,认为物质是由分子构成的,分子是由原子构成的,原子是由原子核和电子构成的……上述关于物质结构的理论不仅在物理学科内,而且在物理学科以外的其他自然科学学科都是成立的,并且可以相互演绎,如物理学中关于物质结构的理论在生物学、化学等学科中都是一致的。西方医药文化正是在这样的基本认知观念支配下形成的。

(4) 近代自然科学的发展

西方文化经过十余个世纪的低潮,在文艺复兴中唤醒了无限的活力,使近代科学在欧洲崛起,形成了以自然科学为核心的文化体系,并代表着先进文化的发展方向,推动着世界文化的发展,推动着世界生产力和科学的发展。现代科学是在近代科学的基础上发展起来的,其社会思维模式是以抽象思维为主导的思维体系,在抽象思维模式下形成的科学理论、科学实验和科学技术的有机结合,形成了现代科学高速发展的循环加速机制。

西方医药学萌发于古希腊文化时期,形成于近代科学兴起之时,它是近代自然科学在卫生健康领域里的具体体现,是近代科学的一个组成部分。它与近代科学的其他自然科学有着同构的文化形态,其主导思维方式是抽象逻辑思维,运用这种思维方式对人体结构、生理、病理的理性认识,建立了构造性人体观,并在此原则基础上形成了现代医药文化体系。

三、中国传统文化发展的走向

与西方文化发展的走向不同,中华先民没有在第一个文化盛期突破神话传说时代萌发的以想象和联想为表现形式的思维方式,而是沿着古老的思维模式走进文明时代。

1. 传承启蒙思维,确立思维模式

与西方民族敢于创新、善于探索的心理不同,中华民族求稳、尊古的心理没有激发先民,在走出神话时代步入文明时代的时候,标新立异地创造新奇的思维方式,而是把古老思维方式与当时的社会实践相结合,形成了适应于当时生产力水平的具有中国传统文化特质的思维模式。

(1) 人类思维发展的基本规律

人类思维发展的基本规律是从无到有、从简单到复杂、从形象到抽象的基本过程。新石器时代,由于人类记忆能力的增强,丰富的记忆表象为人类认识新事物提供了想象和联想的内容,并通过形象性构思认识和解释自己生存的世界;当人类进入文明时代,由于社会生产力的发展和知识总量的增加,思维活动已经可以在整体层次把握认识对象的某些本质,思维过程以表象加工为主,被称为形象思维,并主要依靠这种思维方式从事社会实践。西方文化虽然在第一个盛期萌发了抽象思维,但它只存在于少数理论家的思辨中,并没有与社会生产实践相结合,没有成为社会生产实践的主导思维方式。当人类社会发展到工业生产的时代,社会知识总量剧增,依靠表象的加工已经不能完全把握事物的本质,其思维的产物——文化已不适应于生产力发展的需要。正是在此时,古希腊的抽象思维方式被唤醒,并与科学实验、科学技术相结合,形成科学和技术飞速发展的循环加速机制,使社会生产力和科学技术飞速发展,抽象思维成为社会思维的主导思维方式。现代科学的思维模式是抽象思维和形象思维的高度结合。人类的思维模式是不断发展的,将来的社会思维模式表现出什么特点,是由社会生产力和科学水平决定的。例如,数字思维正在现代人的实践中发挥着重要作用,相信一百年以后的中学教学决不会再去重复一元一次方程的证明过程。

(2) 传承古老思维

中华民族传承古老思维方式进入了文明时代,所不同的是巫文化时代人们借助想象和联想,构思的是一个个幻想的世界,而文明时代把想象及联想的思维方式与社会生产、生活及认识大自然的实践相结合,从而形成了以不脱离客观事物形象为主导的社会思维模式。中国传统文化没有走上抽象思维的道路,是因为中华民族善良、勤劳、求实、求稳、尊古的心理趋向,使走向文明时代的先民代代承袭前人的思维模式,使中华民族的思维方式没有越出人类思维发展的基本规律;进入文明时代之初,汉字在思维中的特殊作用,进一步巩固和优化了不脱离事物形象的思维模式;这种思维方式的思维产物是客观世界整体性形象的联系,是理性的表象,它可以直接转化为改造客观世界的目的表象;它适应于当时社会生产力发展的水平,容易与自给自足的自然经济活动相结合,从而产生推动生产力发展的作用;它是社会民众都掌握和熟悉的社会思维模式,是社会实践的各行各业都运用的思维方式。

(3) 创造辉煌的成就

正是由于中华民族遵循着人类思维发展的基本规律,由于思维模式适应于当时生产力的发展水平,适宜的思维方式普及于社会的实践者,中国古代社会一直缓慢而平稳地发展着,并在这种思维模式的指导下展开对人类社会、对大自然的探索,从而掀起了中国文化的第一个高潮,创造了辉煌的中国古代科学文化和领先于世界的古代科学技术,为人类文化的发展及人类社会的进步做出了特有的贡献。

2. 中国古代文化的思维之路

中国古代自然哲学主要阐述自然事物的一般道理,阐述事物的本质、联系和规律;人文哲学以丰富的资料、灵活的思辨、生动的描述,展现了中国哲学的人生观、伦理观、道德观和方法论,其思维桥梁主要经过了形象思维模式。文学、艺术的创作过程主要经过的是形象思维;数学是集中表现逻辑推理的学科,但中国古代的数学仍然停留在算术阶段,并没有发展到抽象而严密的推理阶段;中国古代军事理论主要体现为对个性战例和战理的归纳,而没有抽象的逻辑推理,更没有涉及政治与军事的关系;古代天文主要表现为对天文现象观察的记载。中医药文化是最优秀、最具代表性的中国传统文化,它的主导思维方式正是形象思维。

3. 中国古代科技的思维之路

与西方科技发展之路不同,中国古代在第一个文化盛期就已经出现许多科学技术的萌芽，以形象思维为主导的思维模式与社会生产实践相结合，不但没有在中世纪停滞发展，反而创造了当时世界上最辉煌的古代科学技术；与西方近代科技发展不同，中国古代的科技发明没有一项是在抽象逻辑推理指导下结合科学实验完成的，而是主要通过工匠们对经验表象的形象性构思创造了辉煌的技术；改造劳动工具和改进生产工艺是发展生产力的重要内容，也是社会思维的主要内容，中国古代的劳动者在日常生活和劳动中，充分发挥自己的想象力，创造了无数的奇迹，为后世留下了丰富而生动的故事，同时也反映了先民们思维的技巧。传说锯子的发明是鲁班走过长满荆棘的灌木丛时，从荆棘划破手而受启发发明的；其他还有众所周知的曹冲称象等。中国古代科技的思维之路，曾是爱因斯坦和李约瑟等关心和研究中国古代科技发展的科学家们不懈探索的重要内容。

4. 近代以来的变化

正当中国传统文化沿着中国特色的思维之路缓慢发展的时候，世界迎来了科学飞速发展的新时代，西方科学文化如潮水一般涌来，大部分中国古代自然文化被西方文化代替，中国社会的文化环境逐渐发生了质的变化。但是，中国传统文化并没有被淹没，也没有被抛弃，以中医药文化为代表的传统自然科学文化在继续服务于我国的社会实践，并解决了西方文化不能解决的许多问题；古代人文文化是中国传统文化的精髓，它所蕴含的民族精神仍然鼓舞着中国人走向现代科学、走向未来。

第三节　中西医药文化的同题异路

同样一个人的疾病，为什么有中西医两种诊断？同样一个人体，为什么有中西医学两种描述？同样一类医学与健康问题，为什么形成中西两种医药文化体系？这是一系列必须搞清的问题，否则就无法认识中医药学，无法证明中医药学的科学性和合理性。如果仅仅从医药学本身找原因，只能回答两者"是什么"；只有把两种医药分别归入它们的母体文化，分析中西两种医药文化各自形成的根源，寻找各自发展的轨迹，才能回答"为什么"，才能揭示中医药文化的奥秘。

一、共同的人体生命健康之题

从近代医药文化发展而来的现代医药文化，与中医药文化拥有共同关心的主题，即人体的生命与健康，这是一个永恒的主题。二者有着共同的愿望和同步的探索，有着共同的认知对象，却表现出不同的认知之路，形成了不同的文化体系。

1. 人类永恒的主题

人类对人体认知的主题是人体的生命、健康和疾病,这是永恒的主题,主要包含以下几个方面。

其一,人类自从冲破蒙昧,走向精神的启蒙,就开始了认识自身的思考和探索。从开始的神造说,到后来的进化说,再到如今的遗传基因说,人的机体到底"是什么"和"怎么样",人类的认识征途并没有达到终点。

其二,人类对人的机体的认识,同样属于主观意识对客观事物的反映,因为人的机体也是自然体,是地球上经过数亿万年进化而成的生命体,是客观存在、有着无限层次结构的自然体,并且处在永恒的运动之中。

其三,人的机体又具有社会属性,因为人有灵魂、有思维,人要参加社会活动,人在社会活动中引起的心理活动直接影响人体的生理活动。因此,人的社会活动和心理变化也是本主题的重要认知内容。

其四,人类认识人体的目的是保持人类身体的健康,人类欲获得长期的身体健康,必须认识人体;必须了解人体生命活动的规律;必须掌握人体的结构与功能;必须明白达到身体健康应具备的条件,并积极地创造条件;还需要认识疾病发生发展的本质和规律,获得抗击疾病、摆脱疾病的有效技能。

2. 共同的目标,同步的探索

中西医药学共同的目标是使人体尽可能长期地保持健康的状态,使人类都能享有高质量的生存过程,享有舒适的人体生命活动。这个目标也是中西医药文化共同关注、共同展现的文化主题。为了这个目标,不同地域、不同民族、不同层次的人类群体,在不同的生产力和科学条件下,在不同的文化基础和文化环境中,几乎同步地展开了对人体及其健康的探索。

早在精神启蒙的时候,人类就开始了主动认识人体的探索,探索的过程也是对探索对象解释的过程,中华人和西方人都站在各自的文化环境中解释关于人的生命、关于人的机体、关于健康和疾病。文化发展到人类第一个文化盛期,中西方医药文化各自对人体都有了系统的解释;再发展到近代文化繁荣期,中西医药文化各自都形成了成熟的体系,直至现代中西医药文化。

3. 共同的对象,不同的认知

中西医药学不仅拥有共同的研究对象,而且拥有共同的研究目标,其共同的目标是人体的健康,共同的研究对象是人体的生命、健康和疾病。既有相同的目标,又有相同的研究对象,却创造出完全不同的两种医药学理论,形成两种不同的文化体系。中西医药文化在认识人体、生命、健康和疾病等方面表现了哪些不同,为什么会出现不同的认识,这些不同认知有无正确和错误的区别,有无先进与落后的差别等,我们将在下面的阐述中逐一说明。

二、不同的人体观和人体生命观

同样的人体问题,西医文化和中医文化分别从不同的角度展开描述,下面将从文化学的层面予以分析。

(一)不同的人体认知之路

1. 不同的文化基础

人类的认识活动都是在一定的文化基础和文化环境中展开的,人们对人体自身的认识同样需要一定的文化基础,处在一定的文化环境中认识人体。西医文化是在西方生物学、物理学、化学等近代自然科学基础上认识人体的,当时的文化环境是以实证观念观察和研究自然,以科学理论推理和科学假说指导科学研究,以科学实验为主要研究方法;中医文化是在中国古代传统文化基础上,在中国传统文化环境中认识人体的,其文化基础不是以研究自然为主,而是以研究社会为主,研究人与人的相互关系,注重人在社会中的作用,注重人与自然的和谐关系,其研究方法主要通过客观事物在运动过程中,借助宏观观察认识事物,其知识的积累主要依靠经验升华理论。

2. 不同的认知理念

以什么理念认识人体,是中西医文化人体观分歧的焦点。西医文化在西方构造性自然观的指导下,逐渐形成了构造性人体观的基本认知观念,将人体作为自然物体研究,由外而内地逐层打开人体,建立以人体的实体结构为内容的形态学人体理论;以人体活动的量化指标描述人体的功能;以抽象概念为基本单位,以概念之间的逻辑关系构建人体理论体系。

中医学在认识人体的过程中没有形成构造性人体观,是因为在两千多年以前的中国传统文化环境中,没有形成以自然事物的实体结构为认知目标的构造性自然观,而是主要通过自然事物的宏观动态把握事物的本质,在事物的宏观动态联系中把握事物的关系。当时的中医药人主要借助自身的感觉器官,通过宏观观察,再借助想象、联想和形象性构思,逐渐形成关于人体功能活动的具有人体整体联系的人体知识系统。中医文化的人体理论不是以抽象概念为基本单位,而是以观念为基本单位,关于描述人体结构与功能的名词和术语,都不是对人体实体的质和量的抽象规定,而是功能形象的整体性概括。

3. 不同的人体描述

西医文化对人体的描述主要通过正常人体解剖学展示,人体的组成结构有皮肤、肌肉、肌腱、骨骼、血液、神经、器官等,按人体活动的功能分为若干系统,有运动系统、呼吸系统、消化系统、血液系统、神经系统、泌尿系统等,每个系统由若干器官、组织组成。人体解剖学关于人体结构的组成都是以人体的实体为根据,都是可以看得见的实体。西医文化运用物理学和数学的方法对人体及其各组成部分进行定性、定量地描述。

与西医文化不同,中医文化对人体的描述都集中在藏象学说,其内容已在第四章阐述。中西医文化对人体的认知和阐述有着巨大的差别,其根本原因在于中西医文化属于不同形态的文化体系。

4. 容易混淆的中西医人体理论

中西医文化关于人体不同的认知和阐述,为人们分别正确理解人体结构与功能的含义带来了太多的错误理解。因为中西医文化同在认识人体,又用几乎相同的语词表示相关的人体结构与功能,如西医文化用心脏、肺脏、肝脏、胃脏、胆囊等词语分别表示相应的人体脏器,中医藏象学说有心、肺、肝、胃、胆等语词,而且中医理论对其认知又与西医认知的脏器有着许多相近的含义。含义相近却释义不同,西医文化指的是实体的人体结构,中医文化指的是人体内的功能系统。以脾为例,西医称为"脾脏",指的是人体内一个有形器官;中医称为"脾",其主要含义是指人体内承担水谷消化、吸收功能的系统,与西医关于脾脏的认知相差甚远。又如对"肾"的认知,西医是指肾脏,是人体泌尿系统的一个脏器;中医认为肾藏精,为先天生化之本,还有主水的功能,其中含有西医认知的部分泌尿功能。

在对中医藏象学说含义的理解中,最容易混淆的是按西医对脏器的认知理解中医的含义,如依照肾脏的含义理解中医学"肾"的含义;依照心脏的含义理解中医学"心"的含义;依照肝脏的含义理解中医学"肝"的含义;依照肺脏的含义理解中医"肺"的含义等,沿着这种认知思路理解中医关于人体理论的现象很普遍。

(二)不同的人体生命观

关于人体的生命现象及人体生命运动的规律,虽然是中西医文化共同的主题,却表现出不同的生命观和不同的健康理念。

1. 不同的生命观

中医文化关于人的生命有深邃的认知,认为人的生命是大自然运动的产物,是大自然的重要组成部分,人秉天地之气而生;认为父母阴阳之精交合是人体生命之源,人体生命之精藏于肾,肾为先天生化之本;认为水谷之气是生命延续之保证,人的生命之所以生生不息,天地滋养的食物和水是生命延续的根本保证;认为顺应天地是生命存在的基本条件之一,人只有顺应天地的变化而调整人的生活方式,才能适应人的生命的生存;认为人的生命集中体现为人的精、气、神。

西医文化关于人体生命的认知,主要体现在对人体生理活动的描述。西医将人体的生命作为地球生物生命的一种形式展开认知。

2. 不同的人体健康理念

中医文化认为人体的健康主要来自五个方面：其一是先天禀赋，认为人体出生以后的健康状况，与出生前的胎儿发育有密切关系；其二是后天颐养，认为人体独立生存，必须注意颐养身体，不能做有害于人体生命活动的行为；其三是正气存内，邪不可干，认为人的每一个个体内都拥有抵御外邪和抗击疾病的能力，只要这种能力不受到损伤，病邪是难以侵入机体而使人发病的；其四是顺应自然，认为每个人欲使自己的身体长期保持健康状态，必须顺应自然规律而生活，顺应天气，顺应人体自身的生命规律；其五是自我保护，认为个人的健康需要个人自我保护，自我爱惜，要食饮有节，起居有常，不妄作劳，才能长期保持充沛的精力和强壮的体魄。

西医文化关于人体健康的认知是建立在对人体的各项检查、检验、测试的指标基础上的，如果对一个人做的某些检查项目的结果都在正常范围以内，就认为检查项目涉及的机体部分是健康的。目前，现代医学还不能做到对人体所有结构和功能进行检查和测试。因此，所谓的健康只是相对的，暂时没有发现不健康的因素。

三、不同的疾病观

中西医药文化都关注疾病问题，但对于什么是疾病、疾病是怎样产生的、怎样把握疾病、怎样祛除疾病等，中西医药文化有着不同的认知。

（一）不同的发病理念

中医文化和西医文化都认为人的身体可能会发生疾病，但是对于疾病是怎样发生的，中西医各有己见。

1. 什么是病

中医认为疾病是人体的阴阳失调，是阴阳一时失去了平衡，使人体出现个人感觉到的某些不适。至于什么是疾病，中医没有明确的、具有严格内涵和确切外延的形式化定义，常常用"病"或"证"表示某人有"病"的意思；至于依据什么确定有病或者没病，中医没有明确的判定指标，患者感觉不适就是判断是什么病证的依据。

西医认为疾病是人的机体或机体的局部发生器质性或功能性变化，经一定的现代科学仪器检查，都可以找到微观病理改变的病灶，可以借助仪器测试出机体或局部功能改变的数据，并不主要依据个人的感觉判断。西医对于疾病的认知，对每一种疾病都有明确的诊断指标，对每一种病都有严格的定义。

2. 不同的发病认知

中医认为人体不会无缘无故地发病，人身之所以发病，必然有导致发病的原因。宋代名医陈无择将引起人体发病的原因概括为三大类,即发病"三因"学说,主要有内因、外因和不内外因三种。内因致病主要是人体自身诸多因素,导致自身的抗病力不足而引发疾病,自身因素有情志不舒、气血不和、气机不畅、脏腑虚弱等;外因致病主要指不正常的气候变化突然袭于人体;不内外因是指突然的、意想不到的外来伤害,如自我行为不当而伤及人体或人体的某些功能等。

西医认为,导致人体发病的主要原因有:自然界里的微生物,如可致病的细菌和病毒等;人体某种或某些功能紊乱;人体的局部组织结构发生某些实质变化,其变化的形式可能为多余,也可能为不足等。

3. 不同的病状认知

中医对疾病状态的认知,是通过"证"反映疾病的状态。"证"是疾病发生、发展状态的综合反映,它包含致病的原因,机体的气血、脏腑及全身运行情况,病因致病作用过程及机体自我修复作用等各方面状态。中医对这种状态的把握称作"病机"。

中医对病状的认知和反映表现出如下文化特点:其一是动态性,中医认为,疾病发生在人体上,人体的抗病能力时刻都在与病邪做斗争,机体总是处在不停的自我调整之中,中医人对疾病的诊断,正是为了把握人体发病的动态状态;其二是虚构性,中医人对患者病情的把握,都是依据人体在活动状态下表现于外的信息,揣摩体内正邪斗争、气血运行、脏腑功能的状态,这些状态不是通过仪器检查到的,也不是通过检验测试到的,而是中医人自己在思考中虚构的,如概括的病机是"脾失健运",打开患者的机体并看不到脾是如何失去运化功能的;其三是意会性,中医人对疾病的认知思考过程,在许多情况下并不能清晰地表述其认知思路的发展过程,他们在认知思考中对病态有一定的把握,却不能用准确的语言表述出疾病的状态。

西医对疾病病状的认知,主要以借助现代仪器获得人体生命活动异常的检测数据为征象资料,结合患者疾病症状表现的综合描述,作为对疾病状态的把握。

(二)不同的诊断认知

在同一个患者的诊断过程中,中医和西医可以得出不同的结果,这是因为中医与西医有着不同的认知角度和不同的认知思维方式。

中医诊断疾病的认知活动表现出与西医诊断许多不同的特点。其一,中医对疾病的诊断是宏观的,主要依靠中医人宏观感觉器官,通过望、闻、问、切等手段感知患者在活动状态下表现于外的征象;其二,中医对疾病实质的把握是通过"司外揣内"实现的,是依据获得的症状资料,遵循相关中医理论的指导,揣摩机体在发病过程中引起症状背后的原因,即疾病引起症状的体内机制,然后逐渐形成关于病状的整体性病情机制,中医称作"病机",如中医临床常用的"风寒袭表""脾失健运""水火不济"等都是关于病机的表述;其三,中医关于病机的把握是临诊者的虚构,即中医关于病状的病机认知,并不是机体内的实际存在,关于病机的描述也没有客观物质的支撑,而是医者借助想象、联想和形象性构思而虚拟的病状情景;其四,对病机的概括是中医对疾病的理性认知,用"证"来表述,"证"的获得是中医临床诊断的目的,是中医"辨证论治"的核心。

西医诊断疾病的手段和思路完全不同于中医诊断疾病。其一,西医诊病主要依靠现代科技和仪器为辅助,如X射线机、显微镜、CT扫描机等,还有多种检测仪器如分析血液成分的仪器,测试人体分泌物的各种试剂等,没有这些仪器和科技,西医很难把握疾病;其二,西医依靠这些仪器达到把握机体整体或局部结构实质改变的性质和程度,把握机体整体或局部功能改变的性质和程度;其三,西医是在微观层面对疾病的诊断,西医依靠现代化仪器和科技手段获得的疾病诊断资料都是宏观感知不到的信息,如红细胞、白细胞计数,尿液成分分析,脏器细胞、组织变异性质分析等;其四,西医学对疾病性质、程度的界定都有严格的质和量的规定,如血常规检验是计算每单位血液体积中所含红细胞、白细胞及其他血液成分的计数,为诊断病情提供实质量化资料;其五,西医学关于疾病病名的确定拥有规范而严格的诊断标准等。

(三) 不同的治疗措施

同样一个患者的疾病,由于中西医对疾病表现出不同的认知结果,其治病的途径和方法也大不相同。

中医人根据中医学的理论和治疗原则,主要通过调理人体不正常的机体状态达到恢复正常活动的目的。中医治病的基本理念是扶正祛邪,即中医学认为人的机体具有自我抗击病邪,维持机体和恢复机体正常活动的功能,中医的治疗只是帮助人的机体恢复正常的生命活动;中医治病的技巧是因势利导,即根据疾病发生发展的趋势,通过合适的途径,选择最有效的方法,力图扭转病势向着机体恢复的方向发展;中医治病的主要途径和措施有内服或外用药物,针灸或推拿,其他还有食疗或传统手术,如金针拨障等;中医治病选用的药物以天然物为主,如植物、动物,以及极少矿物等自然物质中的一部分;验证中医治病疗效的依据是疾病症状的消失,机体各种功能活动恢复正常。

西医治病的基本原则是针对病灶,以消除病灶为目的。其基本理念是,因细菌感染而致病者以抗菌为主,因病毒感染而致病者以消杀病毒为主,不明原因而致机体的整体或局部发生器质性病变者,以消除病变体征或去除病变的局部组织为主等;西医用于治病的药物以化学合成物为主。

第八章 中医药健康文化

从某种意义上说,中医药文化就是一种健康文化,是一类引导人们怎样保持健康身体的文化。

第一节 中医药文化的健康理念

人类社会民众的健康是以个体的人为单位的,只有全社会每个人都注重自我保持健康的理念,才能有效地支配自我行为适应健康身体的需要。

一、健康行动理念

每个人的健康身体不是等来的,而是需要在合理健康理念的支配下,采取合理的行动才能实现保持健康身体的愿望。

(一)顺应自然

1. 顺应环境

中医认为人生存于大自然的环境之中,人的生存和生活与大自然息息相关,人必须顺应大自然并规范自己的行为,其中最主要的是顺应四季气候的变化和顺应昼夜阴阳的变化。

大自然的一年中有春、夏、秋、冬四季的交替,气候有温暖、炎热、凉燥和寒冷的变化,而且四季的交替和冷热的变化还常有变,可能出现反常或突然剧烈的气候变化,天气的突然变化可能使一部分人难以适应而引发疾病。中医认为人们只有顺应大自然变化的规律,才能使人体少受伤害。《黄帝内经》倡导人们春天应夜卧早起,在庭院中缓缓散步,披开束发,放宽衣带让形体舒展;夏天夜卧早起,不要厌恶炎夏之日,不要发怒,让精神像万物开花成秀那样充沛;秋天应早睡早起,使精神安定宁静,以防秋天肃杀之气伤阴以保肺气;冬天应早睡晚起,使精神内守深藏,保养阳气。

人不能长期违背昼夜阴阳的变化而活动,应日出而劳作,日落而休息,长期熬夜损伤身体,长期习惯性白昼睡眠时间太长也不利于机体气血的通畅。

2. 顺应生命

顺应人体生命活动的规律,这是中医药健康文化的又一重要理念。中医认为,人是天地间最有灵气的生命体,人受天地之气而生,人体内藏天地阴阳之精气,禀赋父母之精血,自有"生、长、化、收、藏"和"生、长、壮、老、已"的生命规律,人的生命活动是循着固有的规律而运行的,是不以人的主观意志而转移的。但是,人的主观意志又可以支配人的行为,如果人的行为干扰了机体生命运行的规律,必将有损于人体的生命历程。因此,人的主观意志支配的行为一定要顺应人体生命的固有规律。

(二)情志舒畅

1. 人之七情

人有七情,即喜、怒、忧、思、悲、恐、惊,这是人们共有的又是正常的情志表现。人们对不同的客观事物可以产生不同的情绪状态,随着客观事物的变化和人们对客观事物认识的变化,人们的情绪状态也在不断变化。中医认为,人们因客观事物而引起的情志可有而不可极,可短而不可长,可顺而不可逆。

2. 情志舒畅

中国传统文化的突出特点是人本主义精神,人的情志活动是其中备受关注的内容,认为人的情志活动与人的社会存在、社会关系、社会劳动等有着非常密切的关系。中医认为,人的情志活动只能顺,不能逆。所谓情志顺畅,是指人们所表现的情绪符合本人因客观事物而产生的态度,即能引起高兴的事以喜为顺;能激起愤慨的事以怒为顺;其他类推,但都不可过极,不能持久。人应有的常态情志是心情愉悦、性情舒畅,良好的情志状态有利于人体气血运行的通畅。

(三)起居有常

1. 生活规律

人生存和生活的大自然的运动是有规律的,人在天地之中必须顺应客观规律而活动。人的起居要有规律,能做到日出而作、日落而息为最好,至少也应做到白天劳作,夜晚不能休息太晚;人的饮食要有规律,消化功能正常者应做到一日三餐,早饭一定要吃,晚饭不能吃太晚、太饱;劳逸应相结合,有劳作也要有休息,做到动静平衡。

2. 不妄作劳

妄劳是指做超越自身承受能力的劳动。人的能力是有限的,非特殊需要,一般人不能做自身能力不能承受的劳动,在没有必要的情况下不应做过度的体能耐力训练,由于事业或其他特殊需要又当别论,如国家竞技体育运动员、艺术表演员、特殊行业劳动者等,他们的超体能训练是一种对国家或社会的牺牲和奉献。非事业需要的妄劳现象日常可见,在古代生产和科技不发达的条件下,人们为了生计而超能力的劳作对身体造成了损伤。现在条件好了仍有"忘我"的过劳现象,有的为生意操劳而终日奔波;有的因娱乐而不分昼夜地奋战在麻将桌边;有的误解"生命在于运动"的含义,在体育活动中过于耗力而大汗淋漓等。这些超越自我体能的劳作,都可能不同程度地损伤机体的某种功能而成为致病因素。

(四)饮食有节

饮食有节是指人们日常饮食应当有时间的节律性和饮食的节制性。人日常饮食的时间应顺从昼夜的变化,前文已述。饮食物的结构和饮食量应适合饮食者的消化吸收能力,不能暴饮暴食,不能习惯性地吃得过饱;吃的食物不能过于精细,不能把山珍海味当作日常食物;不能过量饮酒,不能以饮料代替日常饮水等。

二、防病强身信念

中华民族在进入文明时代以前就朦胧地认识到防病强身比治疗疾病重要。进入文明时代以后,这种意识逐渐发展为理性的信念,从而形成了以"治未病"和生命自信为主要体现的健康理念。

1. 治未病

《黄帝内经》说:"圣人不治已病治未病……夫病已成而后药之,乱已成而后治之,譬犹渴而穿井,斗而铸锥,不亦晚乎!"这里所说的"不治已病",并非说中医不接受诊治已发生的疾病,而是强调人们不要只注意得了病怎么治。"治未病"的含义是强调防病的重要性,历代中医名家和明智的统治者都注意从讲究卫生、注意自我保护和积极防疫等方面提高民众的健康水平。

讲究卫生和自我保护对防病健身的作用人人皆知,此不赘述。积极防疫却是应当引起社会重视的健康问题。疫毒,又称戾气,疫戾致病,危害甚大,可在短时间内蔓及人群,严重影响民众的健康。中医药文化记载了我们中华民族曾经经历过多次局部的抗击疫毒的斗争,积累了丰富的战疫经验。疫毒是来自自然界的高致病因素,人类对它的认识还很少,当疫毒大规模袭来时,人们不能只依靠一种医学,而应当充分利用人类创造的多种健康文化迎战疫情。中医药文化蕴含着丰富的中华民族抗击疫毒的智慧和力量,人类在未来的健康事业实践中,将越来越多地体会和感受到中医药文化的活力和魅力。

2. 生命自信

中医药文化对生命、对人体、对健康有深邃的认识,认为人的机体及其生命活动是大自然的一部分,人体的健康是受着体内高度内稳系统控制的生命现象。中医药人在为民众进行健康服务的过程中,常常告诉人们,每个人的生命都是顽强的,每个人的生命活动都是自有规律的,每个人的机体都有自身调节能力和自我修复能力等。人的机体正是依靠这种能力抵御来自体内、体外的各种干扰,使自身基本保持健康的状态。中医药文化告诉人们,要相信自己的生命,相信自己的身体拥有战胜疾病和保持健康的能力。

第二节　保持健康身体的己律与注意

中医药健康理念的核心是自己管理好自己的行为,使之适应自我机体生命规律的需要。自己约束自己就是"己律",约束自己行为的目的是保持健康的身体。怎样的个人行为才能适应自我机体生命活动的规律?我们的祖先在实践中积累了许多经验和教训,以下从律己的角度整理出"三大己律"及相关注意事项。

一、管住嘴

俗话说,病从口入。人们多注意了吃什么有利于健康,却忽视了怎么吃的问题。其实,吃的过程和吃的方法与人的健康与否有着密切的关系。

1. 不当的饮食

其一,吃饭不能太快。吃饭一定要细嚼慢咽,以津液送下。古代养生名家一致认为吃饭要细嚼慢咽,当时的人们虽然不能利用先进仪器,从物理学、化学的层面研究细嚼慢咽的道理,他们却从实践中悟到其中的规律。从现代科学的角度分析,也认为吃饭太快非常不利于机体的正常活动。吃饭太快不能使粗糙的食物充分细化,干燥的食物得不到润泽,就会给胃的进一步消化带来麻烦,增加负担。其二,饮食不能太热。不少人喜欢吃烫饭,喝开水,这是非常不好的饮食习惯,因为饮食温度太高,容易灼伤食管和胃内壁的黏膜,经常灼伤食管和胃的黏膜会使黏膜萎缩或脱落,导致上消化道损伤而引起实质性病变。其三,饮食不能太冷。不能养成吃凉食、饮冷水的习惯,这是导致脾胃虚寒的主要原因。其四,饮食不能冷热并进。很多人饮食喜欢冷热并进,即吃一口凉菜换一口热菜,或饮一口白酒就一口凉菜,或吃了热菜喝了白酒即喝冷饮等冷热并进的饮食习惯,这些都会对正常脾胃功能造成伤害。

2. 饮食不能无节

饮食无节的主要表现有:有人饮食无规律,三顿饭不按时,早饭经常不吃,中饭或简单应付或大吃大喝,晚饭则丰盛可口而饱食;有人嗜好肥甘,饱食终日,酒肉为常;有人素食而太过清淡,营养不足;有人嗜酒成性,如古人所说以酒为浆,白天喝晚上接着喝,不醉不休,醉状入睡等。

3. 不能追求口感

饮食追求口感不是良好的生活习惯,有的喜欢吃油炸爆炒的饭菜,甚至顿顿如此;有的喜欢饮食重口味,或过咸或过辣或过酸;有的喜欢以饮料代替饮水,凡饮必是饮料等。饮食追求口感的不利原因在于机体的生命活动本不需要过于偏激口味的食物,其道理之一是,引起偏激口味食物的原料物质,很可能影响机体正常的生理活动;其道理之二是,不当的饭菜制作过程烹饪出的食物,可能不利于人体的消化吸收等。

4. 饮食应当专心

中医药文化认为,饮食是人生的第一大需要,也是人生第一大享受。古代养生家非常注重饮食过程的养生,提倡饮食过程也要集中精力,不能受到其他动作的太大干扰。古人的这个认知是在长期的生活中总结的经验。现代科学认为,饮食过程如能做到集中精力,能有效激活体内消化系统的消化功能,分泌与饮食物相应的消化酶,从而有利于人体的健康。生活中饮食不专心的现象有太多的表现,最常见的是吃饭时看手机、看电视、听音乐,分散着饮食者的注意力,既不能尽情享受美食美味,又干扰肠胃的消化过程;有人吵架生气中不停吃饭,有大人逼小孩吃饭,小孩挨了打哭着在吃饭,不良的情绪必然抑制消化腺的分泌;更有甚者走路、开车、骑车中也在吃饭等。诸如上述吃饭方式都可能或多或少地影响机体的消化过程,许多慢性消化功能障碍或低下的疾病,其病因可能就是在不知不觉的不良生活习惯中形成的。

人体的消化系统和功能是在亿万年进化过程中形成的,消化食物的分工和程序是不以人的意志为转移的。但是人的主观意志却不断地甚至强力地干扰或损伤着自身固有的消化程序和能力,疾病则由此而生。反之,如果人们的饮食行为尽力适应消化功能的需要,必将有效保护自身的消化功能。如果这个头等大事不能引起人们重视,或者疲于应付,或者过激伤害,必然从根基动摇一个人的后天生化之源。为了使自身健康地活到九十九还能吃得动、消化得了,必须从现在开始管住嘴,有效地约束吃喝这个基本行为。

二、迈开腿

生命在于运动的道理谁都知道,但就是迈不开腿,理由是忙,除了忙工作、忙生意,就是忙应酬、忙上网、忙娱乐,实质上就是懒惰。时间是挤出来的,如果少应酬一些、少上会儿网,把静态娱乐换为肢体活动,不就迈开腿了吗?但活动时要遵循适当、顺应和爱好的原则。

1. 适当活动

中医药文化认为,人体应适当活动,做到动静结合,有劳有逸,不能过劳,也不能过逸,才能达到有利于机体健康的目的。

所谓活动,是指机体肢体的运动,包括劳动、体育活动和娱乐等。其中劳动又有体力劳动和脑力劳动;体育活动又有竞技体育和体育锻炼;娱乐活动也有肢体活动和智力活动之别。

中医认为人的活动量是有限的,人不能超越自身身体承受量去过度活动。适当活动是指不论做什么活动都应量力而行,不能"过劳"。在生活中做不到适当活动的现象很普遍,说明人们都忽视了自身机体的适应范围。诸如超越体力极限的劳作、大汗淋漓的体育活动、非竞技目的的自我体能锻炼等;非事业需要的耐力训练,如耐寒、耐热训练等都有害于自我机体;习惯性熬夜最伤身体,不仅消耗体力,而且消耗阴津,许多慢性病都可因此引起。

2. 顺应规律

中医药文化关于"顺"的理念也体现在关于人应如何进行活动的认知中,概括起来主要有如下几个方面。

其一,人的活动要顺应大自然。大自然有一年春、夏、秋、冬的交替,人的活动要适应四季的变化。古人有"春夏养阳,秋冬养阴"的说法,意为春季、夏季人的活动要顺应大自然阳气升发和旺盛的趋势,秋季、冬季要顺应天地阳气逐渐潜伏的趋势,注意保护机体的阴血和津液,如秋冬的活动不能使机体大量出汗;古人云"日出而作,日落而息",是说人每天的劳作和休息要适应昼夜的变化,日落以后就不应劳作而应以休息睡眠为主。

其二,人的活动应遵循客观规律。冬泳不适于一般人;身体的健康不需要耐寒、耐热、耐干旱等超越极限的训练;早晨是阳气升发之时,如果不是专业体育训练,一大早就做大量消耗体能的活动,则削弱一天的精力而不利于健康;人的活动还应当遵循自我机体生命的规律。如有人错解"生命在于运动"的意思,认为快走练步、坚持跑步多少公里、做伏卧撑若干个等才算"运动",都是违背客观规律的机体活动。

其三,人的活动应注意过程的流畅性。人体生命活动的一个基本表现是顺畅,气血运行要通畅、气机升降要顺畅、肢体活动要流畅等,人的活动也应遵循机体顺畅的要求,如练气功要动作流畅、跳舞时肢体动作要流畅,做任何活动时肢体的动作都应协调。但是人们却往往忽视日常活动的顺畅性在人体健康中的作用,如打乒乓球这一健康锻炼活动,人们都习惯于计分对打,其动作是如何使对方难受就如何打球,这样的活动使动作不流畅,心情不愉悦。其实,从健康机体的角度说,所有的非竞技性体育活动都应以肢体活动的流畅、协调,心情的愉悦为原则。

三、心莫累

中医药文化对机体健康的认知中非常注重情志的调养,而情志调养的一个重要认知是人的心不能太累。所谓心累者,是指人的心境太乱,负重太大,为了获得利益而付出的心理劳动太重。中医认为人的心劳过重必然耗散心血,人的心思不顺必然扰乱人的情志顺畅。关于情志养生,近年来人们发表了很多的见解,下面只列举心事太累的几种表现,并浅释太累的心思对人体健康的影响。

1. 心性不能太强

心性太强是指索取欲望太多、太大,为了获取而费尽心思。这种心态占据主导地位的人什么都想得到,要了金钱要地位,要了职务要权力,有了权力要金钱、要享受等,这样的心态全然不顾社会、事业和他人。但是欲望愈高则愈脱离客观实际,其目的和愿望必然难以实现,一则得不到则心情不悦;二则获取的太多必然伤及他人利益,他人可能利用多种方式,反对或阻止欲望太大、心性太强者的行为,甚至引起民愤,欲望者的欲望行为受到阻力必然产生情志不遂,久而久之可能成为许多疾病的"内因"。

2. 心术不能不正

心术不正者有太多的表现可见,这种人对周围人都看不惯,为了达到自己的目的,看谁不顺眼就整治谁;这种人有了权力不主要用于事业,而是想方设法整人,轻则为别人的事业或生活设置障碍,重则伤害、诬陷、打击、报复,甚至置人于死地。心术不正者的不正当行为必然遭到被伤害者的反抗,有反抗就有斗争,有斗争则心情不爽;心术不正者往往树敌甚多,如果敌对者不时从不同方向发起反抗,必致心术不正者不得安宁,心不宁则卧不安,卧不安则纳不顺。长期处于这样的心境,心情必不舒畅。

3. 心事不能重重

心事重重多表现于性格内向者遇事不能正确对待,不能迅速梳理事情的来龙去脉,不能有效驾驭自己的认知思路朝着正确的方向发展,找不到正确处理事务的策略和方法,将所遇之事久久缠于思想之中不能自拔,成为自己的心理压力和负担。如果这心情长期占据一个人的心境,必然破坏或影响机体的正常生理活动。临床上有太多的病例说明不良心境与许多慢性病有关。

4. 疑心不能太重

疑心太重者总怀疑周围的人不是真心对自己,没有根据地怀疑他人对自己别有用心,终日处在警惕之中,使自己的心理经常处于高度戒备的紧张状态。这样的情绪状态会严重干扰气血的正常运行,引发多种疾病或不适,如有临床研究认为这是诱发高血压的重要因素。

四、保持健康身体的注意事项

中医认为,长期保持健康的身体,实现健康长寿的目的既是一个浩大的工程,又是一个由无数细微环节筑起的系统工程,每一个善于养生者都应以高度认真的态度投入保持健康身体的实践,践行中医药健康文化。

(一)注意在日常生活中避免各种可能的伤害

1. 来自食物的伤害

食品中的农药残留、食物中的添加剂现象普遍存在,都可能对人体造成伤害。民众能做到的是关注和了解食品的相关知识,努力提高辨别食物质量的能力,尽可能多地掌握一些减轻食物危害的方法和技巧。

2. 不当穿戴的伤害

如长期穿硬底鞋可能直接对腰椎造成伤害;久穿高跟鞋不一定达到美体的效果;腰带扎得太紧会影响脏腑的正常功能等。

3. 不当举止的伤害

椎间盘突出是近年来的常见病,究其病因主要与人们不良的举止行为有关:白天伏案工作,夜晚高枕入眠,使颈椎没有休息的机会;习惯性曲身仰坐,或半卧式坐沙发,习惯性地跷二郎腿,使腰椎向后弯曲,腰椎间盘应势膨出,如果再遇上穿硬底鞋的"健步"者,膨出的腰椎间盘必遭其殃。

4. 不当姿势对眼睛的伤害

青少年视力下降的主要原因与坐姿不端,躺着看书,暗光看书,看书、看手机的距离太近等因素有关;人过四十可能出现生理性远视,如果不注意保持正常的视物距离,不注意视物疲劳时闭眼休息,可能加快远视的速度。

5. 不当洗漱的伤害

习惯性用太热的水漱口、刷牙能破坏口腔黏膜,也可能刺激牙龈引发牙痛;用过凉的水漱口、刷牙也是引起牙痛的原因之一;用太热或太凉的水洗脸、洗澡都不利于皮肤的自我保护;洗澡过度搓揉可能会伤害皮肤的保护层;"饭前便后要洗手"的警句却忽视了便前洗手的重要性。

6. 不良大小便习惯的伤害

习惯于晚上解大便不如养成早晨起床解大便的习惯,因为晚上体内阴津不足,可致排便艰涩。进入中年后千万不要养成憋尿的习惯,因为长时间憋尿会降低膀胱的收缩力,久之可引起排尿不畅。

(二)注意积累关于养生的经验教训

1. 注意收集养生的知识和技能

要将收集养生信息作为生活中的一项重要内容;要独立思考,把获得的信息与已掌握的相关科学知识建立起有机的联系,为最终形成属于自己的保健知识体系积累资料;真诚地与人交流养生的经验教训,常可引出他人的真知灼见。注意筛选适宜自己的健体防病方法,将自己在生活中摸索的有效经验坚持下去,介绍给他人。

2. 养生谨防误区

养生应注意误区,有人崇尚补法,认为养生就是补虚,常吃补药,寻求饮食补养,追求丰富营养;有人养生方法单一,认为掌握一两种方法就能达到目的;有人不讲究科学性,不辨真伪随意模仿等。

(三)注意了解大自然、生命和人体的基本知识

1. 人类对人体的认知很有限

目前人类的认识能力还不能完全解释人体的生命现象,也不能解释许多疾病的根源,更不能彻底战胜疾病。人体生命活动有着许多的未知。人类是渺小的,大自然给人类提供的生存条件是有限的,人类只能在适宜的自然环境中生存和生活;人类是顽强的,人类在进化的过程中,总是把利于自身生存和发展的基因积淀下来,使人类不断获得适应大自然的能力,并不断完善自己;人类又是脆弱的,一旦自然、社会环境给予人体超出适应范围和程度的刺激,轻者损及人的健康,重者会给人的生命活动造成威胁。

2. 需要了解的知识

欲使自己保持健康的身体,就应不断地学习,了解关于人类进化及生命的知识;关于人与自然关系的知识;关于人体基本结构和生理活动规律的知识;关于人的心理活动、精神活动及社会关系的基本知识;关于养生保健的知识和技能等。

(四)注意观察自身机体的特点

1. 人体有个体差异

人体的结构虽然大致相同,但其生命活动的表现形式或程度却不完全一样,其体质、性格等大有差别,如消化功能、血液黏稠度、体液内环境稳定程度、对外界刺激的敏感及耐受程度等都有不同程度的差别。自己要了解自己,自己有怎样的体质和性格特点,自身综合体质有无变化,各器官的功能情况如何、有无缺陷等,均需时刻注意。

2. 不能把机体所有的变化都看作病

机体发生与平常不一样的表现,不一定都是病态,有时很可能是机体调节平衡的必然反应。有的疾病也是机体的必然表现,不可轻举妄动,随意用药治之。

(五)注意保护和利用自身的基本功能

大脑不能不用,不用则思维迟钝,否老年时易患阿尔茨海默病;肢体不能不用,久不用则不遂;大脑和肢体也不能过用,过用则劳损。治疗疾病的药物不能无根据地长期服用,如长期服用助消化药可能降低消化酶的分泌功能;滥用抗生素会降低自身抵抗有害细菌的能力,还会无故杀害有益菌群。

(六)注意辨认关于养生的宣传和广告

养生文化的经济利益化、虚假伪劣化、低级庸俗化倾向干扰国民健康文化的发展方向,使广大民众无所适从。我们应当采取如下态度:践行健康文化一定要选择优秀文化内容,应相信科学,不能轻信来路不明的说教;面对各种养生宣传一定要有自己的独立思考,切不可盲目随从。民众寻求健康的行动是一种社会实践,理应受到先进文化的指导,中西医学是我国国民健康行动的主导文化,执业医学工作者是引领国民健康文化发展的主力军。

(七)注意充分利用中西医各自的优势

中西医学分别是在两个完全不同的文化环境中形成的两种医学文化体系,具有不同的文化形态,中医学主要表现为有机动态整体观,西医学则为构造性自然观。中医讲养生,注重人体功能的保护、发挥和调整;西医注重人的实体结构的变化和治疗。中医学相对于西医学主要有三个方面的特色:中医对许多慢性病,特别是许多功能失调、障碍和衰弱性疾病有相对理想的疗效;中药的不良反应相对较小;中医学丰富的养生保健理论和技艺是行之有效的。中医对疾病的把握是依据机体在活动状态下表现于外的信息,揣摩体内气血、脏腑变化的状况,从而在医者的脑海中形成一个疾病发生、发展的病态趋势,中药的治疗就是因势利导,在充分发挥患者自身恢复功能的同时,引导机体向着生理状态的方向发展。

(八)注意遵循养生的天道自然原则

从养生的角度说,生命是一个漫长的历程,在这个历程中,任何大意和过失都会对生命造成伤害,从而影响生命的质量。健康长寿的重要条件之一,是在生命的全程都能使自己的行为遵循人体生命的自然规律。

养生虽有艰巨的历程,如果做到将养生保健的理念融于日常的生活,使之日常化、习惯化、生活化,做到轻松养生,必能收到理想的效果。

附:强身健体名言汇

一、总则

1. 四大

道大,天大,地大,人亦大。域中有四大,而人居其一焉。

——《道德经·二十五章》

2. 天地万物,莫贵于人

天覆地载,万物悉备,莫贵于人。人以天地之气生,四时之法成。

——《黄帝内经·素问·宝命全形论》

3. 法于阴阳

黄帝问于天师曰:余闻上古之人,春秋皆度百岁,而动作不衰;今时之人,年半百而动作皆衰者,时世异耶?人将失之耶?

岐伯对曰:上古之人,其知道者,法于阴阳,和于术数,食饮有节,起居有常,不妄作劳,故能形与神俱,而尽终其天年,度百岁乃去。今时之人不然也,以酒为浆,以妄为常,醉以入房,以欲竭其精,以耗散其真,不知持满,不时御神,务快其心,逆于生乐,起居无节,故半百而衰也。

夫上古圣人之教下也,皆谓之虚邪贼风,避之有时,恬淡虚无,真气从之,精神内守,病安从来。是以志闲而少欲,心安而不惧,形劳而不倦,气从以顺,各从其欲,皆得所愿。故美其食,任其服,乐其俗,高下不相慕,其民故曰朴。是以嗜欲不能劳其目,淫邪不能惑其心,愚智贤不肖不惧于物,故合于道。所以能年皆度百岁而动作不衰者,以其德全不危也。

——《黄帝内经·素问·上古天真论》

4. 人身同天地

七尺之躯,何可与天地论大小?百年之身,何可与天地论修短?况此身特躯壳耳,于此身之骨骸、脏腑、经络、血脉,纵能精究而深研之,不过医之小道也,何必一一准诸天地哉?吁!此皆自小其身者也。惟自小其身,故经营七尺之内,与蝼蚁同嗜,欲醉梦百年之间,与蜉蝣共旦暮,可哀孰甚也!不知天地非大,人身非小也;万古非长,百年非短也。所以上下同流者,自有在也。盖阴阳五行,在天地人一也。观一岁十二月,一日十二时,人身之呼吸与天地通者,果何物乎?孟子谓夭寿不二,修身以俟之,所以立命也。自此身之外,更何命可立、何心性可存而养也?彼世之愚不肖者,无论已;间有贤哲之士,计其生平,虑非不周,知非不溥,言非不详,行非不锐,日夕殚精耗神,游魂梦景,独于此身漫不加之意焉。其于本末内外轻重缓急且莫之辨,又安望其赞化育、参天地相同?果强合之,抑亦造化自然也。惩七年之病者,必求三年之艾,当勿忽于此云。

——明·章潢

二、形体养生

1. 人身如屋

人之身,仙方以屋子名之……今夫屋或为暴风疾雨之所飘摇,螯虫蠹之所侵蚀,或又为鼠窃狗偷之所损坏。苟听其自如而不知检,则日积月累,东倾西颓,而不可处矣。盖身者屋也,心者居屋之主人也。主人能常为之主,则所谓窗户栋梁垣壁皆完且固,而地元之寿可得矣。

——元·李鹏飞

2. 六宜

面宜常摩(去面褶,红润)。

唾宜常咽(谓之"漱玉泉",润丹田)。

鼻毫常摘(谓之"通天路")。

拳宜常握(昼夜握固,安神)。

身宜常小劳(身动如枢不朽,如食坐卧,不运气力,则血脉凝滞)。

足宜夜濯(足是身之底,一夜一次洗,濯去冷和气)。

——明·周履靖

3. 六余之养

齿乃骨之余,频叩以益骨气。

发乃血之余,一日一梳,活血气。

耳乃肾之余,频揉以补肾气。

顶乃髓之余,善固以暖髓。

爪乃筋之余,勿剪以全筋气。

语乃气之余,少语以养气。

——明·周履靖

4. 睡为眼之食

睡是眼之食,七日不眠眼则枯。

——明·陈继儒

5. 损目诸因

生食五辛,极热食饮。极目远视,夜读注疏。久居烟火,博弈不休。饮酒不已,热食面食。抄写多年,雕镂细巧。屋室不节,泣泪过多。月下观书,夜视星斗。刺头出血,多日没后。读书数卷,日月轮看。驰骋田猎,冒涉风霜。迎风追兽,日夜不息。丧明之由,慎之慎之。

——元·李鹏飞

6. 惜唾

真人曰:常习不唾地。盖口中津液是金浆玉醴,能终日不唾,常含而咽之,令人精气常流,面目有光。

书云:养性者唾不至远。远则精气俱损,久成肺病,手足重,皮毛粗涩,脊痛咳嗽。故曰:远唾不如近唾,近唾不如不唾。

——明·徐春甫

7. 养五脏法言

饮食有节,脾土不泄。调息寡言,肺金自全。动静以敬,心火自定。宠辱不惊,肝木以宁。恬然无欲,肾水自足。

——明·息斋居士

8. 用心三忌

心一松散,万事不可收拾。心一疏忽,万事不入耳目。心一执着,万事不得自然。

——明·吕坤

9. 养心

大其心,容天下之物;虚其心,受天下之善;平其心,论天下之事;潜其心,观天下之理;定其心,应天下之变。

——明·吕坤

闹时炼心,静时养心。坐时守心,行时验心。言时省心,动时制心。

——清·金缨

多静坐以收心,寡酒色以清心,去嗜欲以养心,玩古训以警心,悟至理以明心。

——清·金缨

10. 心不离田

导引家云:"心不离田,手不离宅。"此语极有理。又云:"真人之心,如珠在渊;众人之心,如泡在水。"(注:田,指丹田,谓意守丹田;宅,指面部,言手常摩面)

——宋·苏轼

11. 养精,善蓄者不竭

藏精于晦则明,养神以静则安。晦所以蓄用,静所以应动。善蓄者不竭,善应者无穷。此君子修身治人之术,然性近者得之易也。

——宋·欧阳修

三、情志养生

1. 七情所伤

忧恐悲喜怒,令不得以其次,故令人有大病矣。因而喜大虚则肾气乘矣,怒则肝气乘矣,悲则肺气乘矣,恐则脾气乘矣,忧则心气乘矣。

——《黄帝内经·素问·玉机真脏论》

人忧愁思虑即伤心……人饮食劳倦即伤脾……人久坐湿地,强力入水即伤肾……人或恚怒,气逆上而不下,即伤肝也。

——《黄帝内经·素问·本病论》

2. 心平气和,斯为载道之器

忧愁则气结,忿怒则气逆,恐惧则气陷,拘迫则气郁,急遽则气耗,是惟心平气和,斯为载道之器。

——清·金缨

3. 恼怒三害

忧虑之害,较之酒色伤人更甚。恼怒伤人有三害,伤肝则气昏肋痛而成胀满;伤肺则气逆吐血而成虚损;伤脾则气结减食而成鼓膈。

——清·石成金

4. 治怒

人之七情,惟怒难制。制怒之药,忍为妙剂。医之不早,厥躬速戾。滔天之水,生于其微。燎原之火,起于其细。两石相撞,必有一碎。两虎相斗,必有一毙。怒若攻面,耳热面赤。忍则解表,冰销雾释。怒若结胸,霍乱喘急。忍则理中,风光月霁。怒以动成,忍以静息。怒主乎开,忍主乎闭。方忍之初,止医怒气。忍之至再,渐无芥蒂。再之至百,即张公艺。无所不忍,量如天地。有容乃大,必忍有济。

——明·来知德

5. 无忧自寿

养生之道,安身养气,不欲喜怒也。人无忧,故自寿也。

——汉·《太平经》

6. 无思百忧

无将大车,只自尘兮;

无思百忧,只自疧兮。
无将大车,维尘冥冥;
无思百忧,不出于颎。
无将大车,维尘雍兮;
无思百忧,只自重兮。

——《诗经·小雅》

无思百忧译文:
不要推那沉重的大车,只会招来一身的灰尘;
不要想那忧心的事情,只会伤害自己的身心。
不要推那沉重的大车,只会扬起无边的灰尘;
不要想那忧心的事情,只会掩没自己的光明。
不要推那沉重的大车,只会尘土遮蔽了前程;
不要想那忧心的事情,只会加深自身的疾病。

7. 勿自累

人心本无思虑,只是将以往未来之事,终日念想。故知事未尝累人心,人心自累于事,不肯放耳。

——五代·谭峭

8. 忘了烦恼

世间不如意者,动辄烦恼。而烦恼徒增其病,于事了无所益。达者看破,但有料理,更不添此一重缠缚。

——宋·倪思

9. 断十二字

凡人修道,先须依此十二字,断:酒色、财气、攀缘、爱念、忧愁、思虑。

——金·王哲

四、性情养生

1. 三等资质

深沉厚重是第一等资质。磊落豪雄是第二等资质。聪明才辩是第三等资质。

——明·吕坤

2. 尽性与养生

形者,有生之本。故养生在于保形,充形在于育气,养气在于宁心,宁心在于致诚,养诚在于尽性,不尽性不足以养生。能尽性者,至诚者也;能至诚者,宁心者也;能宁心者,养气者也;能养气者,保形者也;能保形者,养生者也;不养生不足以尽性也。生与性之相因循,志之与气相为表里也。生浑则蔽性,性浑则蔽生,犹志一则动气,气一则动志也。

——宋·王安石

3. 马自然金石诰

大海东头红日轮,青山几度碾为尘。
百年三万六千日,一日死生多少人!
九转灵丹非五金,若无神授恐难寻。
欲知子母真仙诀,炼药先须学炼心。
何必炼丹学驻颜,闹非朝市静非山。
时人欲觅长生药,对境无心是大还。
速养丹田速养身,好将阴德济斯民。
此身不向今生度,更向何生度此身?
欲得长生调伏心,莫观往古与来今。
但向静中神气合,何愁不到大仙林。

——元·玄全子

4. 吕洞宾"三剑"

慈悲者,佛也。吾固有三剑:一断贪嗔,二断爱欲,三断烦恼。

——唐·吕岩

5. 养内与养外

善养生者,养内;不善养生者,养外。外贪快乐,姿情好尚,务外则虚内矣。所谓养内者,使五脏安和,三焦守位,饮食得宜,世务不涉,是可长寿。

——明·高濂

6. 浓与淡

万病之毒,皆生于浓。浓于声色,生虚怯病;浓于货利,生贪饕病;浓于功业,生造作病;浓于名誉,生矫激病。浓之为毒,以一味药解,曰:淡。

——明·郑瑄

7. 好人歌

大地生万物,惟人最为贵。人中有好人,又是人之瑞。
好人行好事,好人怀好意。好人读好书,好人入好队。
好人敬父母,真如敬天地。好人惜阴骘,胜是惜名誉。
好人戒好色,好人轻货利。好人节服食,好人羞局戏。
好人不杀生,好人不造罪。好人不匿怨,好人不立异。

好人必大量,好人必正直。好人必小心,好人必远虑。
好人有理智,好人有仁义。好人有信行,好人有廉耻。
恶人骂好人,好人不答对。恶人打好人,好人只躲避。
恶人求好人,好人也周济。虽然常吃亏,自有便宜处。
贫贱做好人,自然衣食给。富贵做好人,一发行得去。
少年做好人,到底决成器。老年做好人,福寿增万倍。
恶人做好人,消尽平生秽。好人做好人,传与儿孙继。
我要学好人,一生学不会。但愿好人多,代天扶元气。

——明·陈继儒

8. 慎独

能慎独,则内省不疚,可以对天地质鬼神。人无一内愧之事,则天君泰然。此心常快足宽平,是人生第一自强之道,第一寻乐之方,守身之先务也。

——清·曾国藩

9. 五个第一法

宁耐,是思事第一法;安详,是处事第一法;谦退,是保身第一法;涵容,是处人第一法;置富贵贫贱、死生常变于度外,是养心第一法。

——明·吕坤

五、饮食养生

1. 饮食要言

言语既慎,仍节饮食。食欲数而少,不欲顿而多,每食宜淡,食当熟嚼。使米脂入腹,勿使酒脂入肠。人之当食,须去烦恼。如食五味,必不得暴嗔,多令人神惊,夜梦飞扬。每食常须少食肉,多食饭及菜,勿食生荏菜、生米、陈臭物,勿饮浊酒。食毕当漱口令人牙齿不败。凡热食汗出勿当风,感之发痓头痛令人目涩多睡。每食讫以手摩面及腹,食津液通流。食毕当行步踌躇,饱食即卧,乃生百病。人不得夜食,夜勿过醉饱。

——唐·孙思邈

2. 细嚼慢咽

九十老翁言服饵之法,吃食须细嚼细咽,以津液送之,然后精味散于脾,华色充肌。粗快则只为糟粕填塞肠胃耳。

——明·郑瑄

3. 晚饭只吃三二分

尹真人曰:三欲者,食欲、睡欲、色欲。三欲之中,食欲为根。吃得饱则昏睡,多起色心。止可吃三二分饭,气候自然顺畅。

——明·龙遵叙

4. 古歌

人欲寿长久,夜饭须减口。

——民国·步翼鹏

5. 九十老人云

人问老人何以得寿,答曰:好吃的不多吃,不好吃的全不吃。

——清·赵翼

6. 饮食配伍禁忌

食猪肉,忌姜、羊肝。

猪肝,忌鱼酢。

猪心肺,忌饴。

羊肉,忌梅子、酢。

羊心肝,忌椒、笋。

犬肉,忌蒜、鱼。

牛肉,忌姜、栗子。

牛肝、牛乳,忌鱼。

鸡肉、鸡子,同忌蒜、葱、芥、李。

鸭子,忌李。

鹌鹑,忌菌、木耳。

鲤鱼,忌鸡、猪肝、葵菜。

鲫鱼,忌猪肝、蒜、鸡、糖。

黄鱼,忌荞麦。

鲈鱼,忌乳酪。

鲟鱼,忌干笋。

蟹,忌柿、橘、枣。

枣,忌葱、鱼。

韭,忌牛肉、蜜。

杨梅,忌葱。

——清·尤乘

7. 酒

宜:和血行气,壮神御寒,消愁却邪,逐秽暖水,能通行一身之表,引药至极高之分,此少饮之益。

忌:热饮伤肺,冷饮伤脾,多饮伤胃,戌蛊膈,动火致吐血消渴,积湿生痰气足病,蓄热生痈疽及成痔漏,为害无穷,至丧命不可救药。

——清·徐文弼

8. 好酒(五不)

酒以陈者为上,愈陈愈妙。暴酒切不可饮,饮必伤人。此为第一。

酒戒酸,戒浊,戒生,戒狠暴,戒冷;务清,务洁,务中和之气。

或谓余论酒太严矣,然则当以何者为至? 曰:不苦,不甜,不咸,不酸,不辣,是为真正好酒。

——清·顾仲

9. 饮酒三不喜

一不喜大醉。大醉不知人事,身如木偶,趣从何来?

二不喜晚酌。午后无事时,即饮三五杯,半醉之际,满体皆春,果有乐趣。至晚饮酒,醉势必卧,有何知觉,徒令酒毒停聚,伤害脏腑而已。

三不喜连饮。若惟图快速,予不知趣在何处,且有伤损肺气之虞。

——清·石成金

六、起居养生

1. 起居有恒

体弱者从"食""眠"二字用功,眠所以养阴,食所以养阳。眠贵有一定时刻,而戒多思;食有一定时刻,而戒过饱。尤以起居有恒为主。

——清·曾国藩

2. 坐欲适时适地

久坐伤肉,久卧伤气。坐勿背日,勿当风湿成劳。坐卧于冢墓之傍,精神自散。

——明·沈仕

3. 坐诀

身必正,头必直,背脊如铁柱,盘膝端坐,以眼垂帘,观鼻、观脐。如身屈曲、头缩,气即不能通矣。

——清·无名

4. 行路难

记得离家日,尊亲嘱付言;逢桥须下马,过渡莫争船;

雨宿宜防夜,鸡鸣更相天;若能依此语,行路免迍邅。

——清·赵德麟

5. 行止勿骤起骤落

人气失其平则为疾，故……养身者，毋令身中之气有所违诤，如行久欲坐，此从动入止也，将就坐时，先徐行数步，稍申其气，渐放身体，止气稍来，动气稍去，从此而坐，则粗不忤细矣。如坐久欲行，此以止出动也，必稍动其身，或申手足，如按摩状，然后徐行。不然细气在身，与粗气相忤矣。其余种种，依此推之。

——明·袁黄

6. 湿衣汗衣，不可久着

湿衣及汗衣皆不可久着，令人发疮及风瘙，大汗能易衣佳，不易者，急洗之。不尔，令人小便不利。凡大汗勿偏脱衣，喜得偏风半身不遂。春天不可薄衣，令人伤寒霍乱，食不消，头痛。

——唐·孙思邈

7. 不忍不努

凡人饥，欲坐小便；饱，则立小便，慎之无病。又，忍尿不便，膝冷成痹，忍大便不出，成气痔。小便勿努，令两手足膝冷，大便不用呼气及强努，令人腰痛目涩，宜任之佳。

——唐·孙思邈

8. 紧闭口齿，开眼而溺

大小便宜紧闭口齿，目上视，使气不泄。

——明·杜巽才

9. 八勿

勿冲热而饮冷水，勿凌盛寒而逼炎炉，勿沐浴后而迎猛风，勿汗出甚而便解衣，勿冲热而便入冷水淋身，勿对日月及南北斗大小便，勿于星辰下露体，勿冲霜雾及岚气。此皆损伤脏腑，败其神魂。

——明·沈仕

七、劳逸养生

1. 视听

孙真人曰：极目远视，夜读注疏，久居烟火，博弈不休，饮酒不已，热餐面食，抄写多年，雕镂细巧，房事不节，泣泪过多，刺头出血，迎风追兽，丧明之由。书云：心之神发于目，久视则伤心；肾之精发乎耳，久听则伤肾。

——明·沈仕

2. 五劳所伤

久视伤血，久卧伤气，久坐伤肉，久立伤骨，久行伤筋。

——《黄帝内经·素问·宣明五气》

3. 心要常操,身要常劳

心要常操,身要常劳。心愈操愈精明,身愈劳愈强健,但自不可过耳。

——明·吕坤

4. 形要小劳

养生者,形要小劳,无致大疲。故水流则清,滞则浊。养生之人欲血脉常行,如水之流。坐不欲至倦,行不欲至劳。频行不已,然宜稍缓,即是小劳之术也。故手足欲时其屈伸,两臂欲左挽右挽,如挽弓法;或两手双拓,如拓石法,或双拳筑空;或手臂左右前后轻摆;或头项左右顾;或腰胯左右转,时俯时仰;或两手相捉,细细挼如洗手法;或两手掌相摩令热,掩目摩面。事闲随意为之,各十数过而已。每日频行,必身轻、目明、筋节、血脉调畅,饮食易消,无所壅滞。体中小不佳,快为之,即解。此术不择时节,亦无度数,乘闲便作,而见效且速。

——宋·蒲虔贯

5. 散步

四时气候和畅之日,出门行三里二里,及三百二百步为佳,量力行,但无令气乏气喘而已。亲故邻里来访问,携手出游百步,或坐。量力宜谈笑简约其趣,才得欢适,不可过度耳。

——唐·孙思邈

(选摘自汪茂和主编《中国养生宝典》第二版)

第九章　中华医德文化

中华医德是中华美德的重要组成部分,是中华民族在抗击疾病和寻求健康的社会实践中的道德,中医药人是践行中华医德的主体。

第一节　中华美德的集中体现

一、中华美德的重要组成部分

1. 道德、医德、中医医德

道德,是指人们社会活动中的行为规范。道,原意是道路,是社会的人们都经常走的行径,后被引申为规律、规范等。人们在对客观事物的认知中逐渐概括出含义丰富的道,把经常出现的大自然现象称为"天道",如天在上,地在下,万物都存在于天地之间,万物都要遵循天地运转的规律,这就是尊天道。德,是人在心理活动支配下的行为,一般将积极的、向上的、符合大多数人心理趋向的社会行为。"道""德"两词合并用于反映人的社会行为,是指人经常表现出来的符合社会常理的行为。

道德作为人的行为体现,人类在长期的实践和认知中逐渐形成了评价的标准,不同民族的心理趋向、不同的文化积淀可以形成不同标准的道德规范,但都有积极和消极、优和劣的划分标准。

中华民族是有着悠久历史的古老的优秀民族,在长达五千多年的创造文明的社会实践中,形成了体现中华民族优秀品质的道德行为规范,成为中华优秀传统文化的重要组成部分。

医德,是指医药人员在从事医疗活动和从事社会健康事业的社会实践中表现出来的道德。不同的医学理论及其医疗实践体系在不同的文化环境中可以形成不同的医德行为规范。

中医医德是中华民族在抗击疾病和寻求健康的专业实践及其文化活动中所表现出来的道德。它以一种特殊的社会文化现象呈现出来,践行这种文化的社会主体是中医药人。古今中医药人在长期的中医药社会活动中创造、积累和形成了独具中华文化特色的医德文化体系,又可称为中华医德。

2. 中华民族精神的体现

中华医德是中华民族在抗击疾病和寻求健康的活动中,逐渐形成的道德体系,它充分体现着中华民族的精神风尚。这些风尚的主要表现有:中医药人的职业道德原则是尊重自然、尊重生命、尊重个人隐私、尊重他人;中医药人对民众的仁爱之心、怜悯之心、救护之心;中医药人在服务中表现出不求名利、不辞辛苦的奉献精神等,这些表现基本构成了中华医德规范行为体系。

这些中华医德的形成不是理论家逻辑推理出来的,而是在长期的中医药社会活动中,对中医药人良好行为表现的概括和理性升华,是中华民族精神的体现。

3. 中华美德的职业体现

中华民族在认识、适应和利用客观世界的实践中,在长达五千多年的社会实践中,形成了优良的道德体系。不同的职业有不同的道德体现,中医药人从事医药活动和为民众进行健康服务的领域,是一个与人交往的特殊职业,中华美德在这个特殊职业活动中得到了充分的表现。其中中医医德表现出执业性特点,其一是执业者对服务对象的单方向道德表现,即中医药人向寻求健康对象的道德行为;其二是执业者对弱者的道德体现,因为服务对象都是在医药知识和技术方面的弱者;其三是在中医药人对民众进行健康服务的过程中不存在社会地位、经济贫富、长幼尊卑等人与人的等级差别关系。

二、中华医德的文化渊源

中华医德行为体系的形成有着深远的中国传统文化基础,中华医德源于中国传统文化的人本主义精神,是中华优秀传统文化在中医药文化中的体现。

1. 心理基础

人的任何有目的、有意识的行为都是在一定心理环境中产生的,中华医德行为规范的积淀和体系的形成,与中华民族的心理趋向特点有密切的关系。正是因为中华民族拥有优秀的心理品质和心理趋向,才可能支配中医药人在为民进行医药服务的过程中表现出优美的品德。

中华民族的心理活动特点和心理趋向特点是中国传统文化表现形式的重要文化基础,古今中医药人都是中华民族的优秀心理品质的践行者,他们的优良心理品质充分地表现在为民众健康服务的过程中。心理品质属于非智力心理活动的范畴，其主要表现有善良、温柔、谦和、坚毅和乐于助人等，正是由于中医药人在中华民族大家庭中养成的优良心理素质，才使得他们在中医药活动中表现出高尚的医德。

2. 社会基础

中医药文化发展时期的中国古代社会，是以自给自足的自然经济为主体的封建社会。虽然在长达两千多年的历史长河中，也时有发生局部的战乱，但社会的总体状态是相对稳定的，人们的主流思想是向善的，社会占主导地位的道德观念是积极的。

3. 理性认知基础

中医药人在为民众进行健康服务的过程中表现出怎样的态度、做出怎样的反应、使用怎样的言语及语气，都来源于医药者对事物的认知，而认知的基础是中医药人所掌握的相关知识。中国古代中医药人的专业活动是在中国传统文化环境中进行的，中国传统文化是以儒家学说和道家思想为主体的社会文化体系，影响和主导着古代社会各行各业人们对社会事物的认知。中国传统文化是中医药人为人处事的知识来源和思想基础，他们获得这些知识的途径主要有阅读、观察、师承等。

古代中医药人大多是熟读经、史、子、集的文化人，他们非常理解社会文化中关于"仁爱""礼让""怜悯"等处理人与人关系的基本理念和规范；中医药人在日常生活与社会的各类人交往中，既可以观察到、也可以感受到社会上的良好道德行为，这些实际生活中的道德感受和评价是他们形成良好职业道德理念的认知基础；中医药职业内同行、同业者的医德表现，是人们认知和形成自我医德标准的直接认知环境，特别是德高望重的名医药人的行为举止，更是业内徒弟们传承美德的典范。

三、中华美德的践行者

道德是人类社会的精神产物，良好的道德体现着人们的高尚情操和精神风貌。在中国古代的各行各业中，中医药行业与社会民众的关系最密切，因为这个行业是人与人之间的知与不知、助者与求助者的人际交往，是体现社会道德风貌的窗口。古今中医药人始终是展现中华美德的平台，是践行中华美德最具表现力的专业群体。他们用最温柔、最体贴的语言与求助者交流，他们用不怕脏、不怕累的举止为处在疾苦中的人们解除病患，他们用庄重的诊所、古色古香的药房布设、得体的衣着等实际行动，践行着中华民族最高尚的道德文化。

第二节　中华医德的优秀特质

一、仁爱精神

与西方医德文化相比，中医医德的第一亮点就是仁爱，爱患者，爱生活，医药人向患者施以仁爱之心是中华医德的第一优秀品质。中国传统文化的核心精神是仁爱，古代中国人在仁爱文化的熏陶下，认为人与人之间应以互敬互爱相处，这是社会应有的美德。

中医药人认为，医药事业本是为解除人的疾苦而存在的，有疾苦在身的人已处在需要帮助的时刻，作为掌握为人除病知识和技能的人，理应报以更能体现仁爱的心，施以充分表达仁爱的行动为需要帮助的人服务，献出中医药人的仁爱之心。中医药人讲仁爱，并不仅仅只表现在口头和宣传上，更重要的是深入每一个中医药人的思想中，落实到每时每刻的执业行动中。

广大中医药人在执业过程中，首先做到精力集中，认真细致地检查病情，严肃询问，耐心听取患者的陈述；其次是从精神上安慰患者，鼓励患者树立战胜疾病的信心；其三是倾力诊断病情，选择最适合病情需要的治疗措施；其四是科学合理地解释病情等。

二、尊重生命

优秀的中华民族有着热爱生命、珍惜生命、生命至上的先进理念和良好传统。中医药人是中华优秀文化的践行者，他们将本民族尊重生命的理念贯彻于为民除病解苦的专业实践中。

1. **一心扑救**

医职在身，不论什么时候，不论什么环境，只要有患者求助，医者无论在忙什么事，都有求必应，如遇急症求救者，医者便停下一切而上前救治。在救治过程中，医者始终精心诊治。

2. **救死扶伤**

医药人的职责就是救死扶伤。在古代战场上，中医人在军中不畏生死地救护伤员，即使遇到敌方人员战伤或有疾苦，只要解除敌方伤者对己方人员的危害，医者仍然会全力救助。

3. **爱护机体**

中国传统文化认为，人的身体是天地灵气化生、父母合精所成，理应得到精心的呵护,保护其完整的身躯。在中国古代的医药实践中,人体受到至高无上的尊重,中医对人体的认知:为不能破坏人身机体的完好;不能将人体比作禽兽;不准拿人体做破损性实验等。

4. 尊重患者

中医药人认为,患者不论老幼、男女、尊卑,每个人都有主理自身机体的权力;中医药人在执业中必须尊重患者及其监护人的个人意志,一切诊治活动必须得到病家的许可。

三、为人师表

中医药人是中国古代文化人的典型代表之一。在中国古代传统文化的社会环境中,常被称为"有文化"者的主要有读书、写诗、著文的人,教学生读书、认字、写作文的人,还有就是为人诊病除疾的人,而且民间将教人读书者和为民除病者都尊称为"先生",可见民众对医者寄予了极高的期望。而古代的广大中医药人也用自己的勤奋好学和为民实施健康服务的行为起到了为人师表的作用。其表现主要有以下几个方面。

1. 庄重做人

先生,这是一个多么庄重而充满尊敬的称谓,中医药人正是通过自己敬业的庄重举止赢得了民众的认可。他们执业中衣着朴素、大方、整洁,诊察仔细,精力集中;动作稳重敏捷,反对粗鲁;言语时坚定而又温柔,反对大声喧哗、口出戏言等。

2. 严于律己

中医药人在与人交往的专业实践中严格要求自己,执行社会道德规范,是尊老爱幼、尊重妇女、尊重民族风俗、尊重个人权力的模范。

3. 严肃从业

古代中医药人认为,为人诊疾除病是一个非常严肃的职业,是掌握专业知识的人与处在困苦和苦恼的人打交道。因此,中医药人的举止要得体,言语要有分寸,不得在有疾苦的人面前做出轻浮的动作,不得东张西望,不得语出戏言,不得自取欢乐,不得沉于景色,应专心于病患的解除。

4. 教人安康

中医药人认为,为人除病解苦只是职业的一部分,更重要的是为人"治未病",即教人如何远离疾病,如何尽可能地长时间保持身体健康,这是中医药人的一大德行。中医药人将教人健康的途径和方法融于职业和生活的各个环节,在诊病施治中,教人如何在今后的生活中防止目前病症的复发、如何愈后调养等;在日常生活与人进行职业以外的社会交往中,利用一切机会讲解中医药防病的知识和技能,教人如何养成良好的生活习惯。

第三节　中华医德的重要理念

一、以人为本

中国传统文化的精髓就是"以人为本",中医药人的认知理念和执业活动始终都在贯穿这一宗旨。其具体表现在如下几个方面。

1. 精神内守

《黄帝内经》在论及人的精神状态与疾病的关系时有一句名言:"精神内守,病安从来",意为一个人的精神面貌如果能保持最佳状态,那么疾病怎么会袭身呢?这是中医学对发病认知的一个重要理念,中医药人在执业活动中始终遵循着这一理念。医者在所有的诊治过程都鼓励患者坚定战胜疾病的信心;任何时候都要注意自我心理活动的顺畅;提醒人们注意调节自我情绪状态,暂时的喜、怒、忧、思、悲、恐、惊是正常的,但不能使某一种情志过度或长时间占据人的情绪状态;提醒人们都要学会做自我情志的主宰者。

2. 扶正祛邪

在诊治疾病的过程中,中医药人坚持中医学"扶正祛邪"的理念,意为病邪之所以客身,是因为患者抵御邪气的正气不足。因此,中医在治病时一是始终坚持调动人的抗病能力;二是注意不损及患者的正常生理功能;三是合理地扶正,不滥用补药。

3. 调理为主

现时社会有一个被众人广泛认可的理念:身体有不明原因的不适时,都主张找个中医调一调,说明民众都认可中医治病以人为本,能够充分发挥人自身存在的抗病能力的作用。

4. 坚信生命

坚信生命的含义是相信人的机体是大自然中最具生命活力的自然体。中医药人时时告诫人们,不应稍有不适就不停地服药。有时自我感觉有些不舒服,其实不一定是病,可能是人的机体自我调整的反应;即使发生了一些小的疾病,也不应当小题大做,过度治疗。

二、不为名利

古代中医药人的执业劳动与服务对象存在着合理的经济利益关系,因为医药者在服务的过程中既有劳动的付出，又有财物的交往，但古代中医药人的职业道德摒弃在执业过程中非法的、不合理的聚财行为，提倡和践行的是不唯利是图的职业道德情操，其理念仍然是今天的医药人需要深思且效仿的。

古代中医药人重医德而薄利益的理念和作为有如下表现：其一，有"但愿世间人无病，何惜架上药生尘"的情怀，是说广大的古代中医药人心里有一种情愿，只要天下的人们都不生病，都不需要得到行医卖药人的帮助，医家诊室无人登门，药家售药架子上的药材、药罐都落上了一层尘土，中医药人都没有怨言，因为那是人间的安康。其二，不能因为病家富有就索要额外的诊费，或抬高药品的售价，或专用昂贵之药品。其三，有贫穷人家，或无家的乞丐有病急需医治，几乎所有的中医药人都慷慨予以救治而不求分文。其四，在中国古时很少听说或传记某位医药人靠无义取财而发家致富的。其五，若有个别医药者一时财迷心窍，做出越格之事，很快受到同行者的鄙视，同时遭来民众的唾弃，引来门庭冷落的局面。

古时中医药人对自己的名望看得很淡，他们认为，一个有名气的中医药人，不是靠自己吹嘘而获得的，而是由同行们的认可，由民众的赞扬，由其超凡的业绩所决定的。因此，古代有名望的中医药人个个都是谦虚谨慎、认真从业的典范。张仲景、张景岳、李时珍、孙思邈、朱丹溪、李东垣等无数古代名医，从来不吹嘘和炫耀自己的能耐，都不是靠自我吹嘘成名的。反之，古今社会上那些靠自我吹嘘，或出资雇人吹捧，或在患者面前夸下海口、包治百病者，却无一人真正做出令人信服的业绩，最后反落个身败名裂的下场。

三、普同一等

医药为业，事关人之性命和疾苦，世人都有寻医求药的可能，身为医药之职，有一个以什么态度和什么方式对待求助者的关系问题。在中国古代，中医药人与求助者的关系亲疏不等，如有的求助者是中医药人；有亲戚、朋友、同事等关系；有族里、乡里的相邻关系；有从未谋面的疏远关系。有社会地位的差别，如有的是皇家、贵族、官员、差役，有的是乡绅、豪家，有的是商家、贵富，有的是庶民、百姓，有的是贫苦人家等。还有年龄、性别之差，有的是无官、无地位、无钱财的孤寡老人，有的是无知的少小或幼婴等。所有这些人们都可能因为健康问题求助于中医药人，面对不同来历的求助者，每个中医药人都面临服务方式和服务态度的选择。

古代中医药人在长期的执业实践中，都坚守"普同一等"的原则，"普"有普天下之意，指所有的人；"同"有相同、一样的含义；"一"的含义是没有区别；"等"是指同等的态度、同等的精心。

中国传统文化的各类经、史、子、集中，关于古代中医药人为民诊病除疾的记载中，许多文献在描述医药人的行医过程中，也反映了医药人的行业态度；古代许多关于名医的传记等,更丰富地记载了中医药人坚持普同一等的执业理念。

古代中医药人普同一等的执业理念主要有亲疏同等,即不论求助者是医药人的亲近或从不相识者,都是同等地精心救治;不论来诊者年老、年幼或是贫穷、富贵,都要同等对待;不论是达官贵人还是平民百姓,都一样热情迎诊,精心调治。

四、不辞辛苦

古代中医药人所处的社会环境和自然环境与现时代大有不同,虽然病患不像现在那么多,但古代中医药人的业务劳动量还是很大的。其因有三:其一是每诊治一个患者都非常认真、细致,有时还经常亲临病患家,亲自为患者煎药,如若病情需要,医者还可能一直守在患者身旁;其二是由于古时自然环境和社会科学条件不足,时有局地疫情流行,当短时间内可能有大批人染病,这时的中医药人一方面不辞辛苦地奔走于患者之间,还要帮助民众想办法防止疫情传播;其三是时时与患者交往,常常需要查看患者的排泄物,有时遇到常人难以接近的污秽之物,医者却不能躲避。

附:

1. 大医精诚(唐·孙思邈)

张湛曰:夫经方之难精,由来尚已。今病有内同而外异,亦有内异而外同,故五脏六腑之盈虚,血脉荣卫之通塞,固非耳目之所察,必先诊候以审之。而寸口关尺,有浮沉弦紧之乱;腧穴流注,有高下浅深之差;肌肤筋骨,有厚薄刚柔之异。唯用心精微者,始可与言于兹矣。今以至精至微之事,求之于至粗至浅之思,岂不殆哉?若盈而益之,虚而损之,通而彻之,塞而壅之,寒而冷之,热而温之,是重加其疾,而望其生,吾见其死矣。故医方卜筮,艺能之难精者也。既非神授,何以得其幽微?世有愚者,读方三年,便谓天下无病可治;及治病三年,乃知天下无方可用。故学者必须博极医源,精勤不倦,不得道听途说,而言医道已了,深自误哉!

凡大医治病,必当安神定志,无欲无求,先发大慈恻隐之心,誓愿普救含灵之苦。若有疾厄来求救者,不得问其贵贱贫富,长幼妍媸,怨亲善友,华夷愚智,普同一等,皆如至亲之想。亦不得瞻前顾后,自虑吉凶,护惜身命。见彼苦恼,若己有之,深心凄怆,勿避险巇,昼夜寒暑,饥渴疲劳,一心赴救,无作工夫行迹之心,如此可为苍生大医,反之则是含灵巨贼。自古名贤治病,多用生命以济危急,虽曰贱畜贵人,至于爱命,人畜一也。损彼益己,物情同患,况于人呼?夫杀生求生,去生更远,吾今此方所以不用生命为药者,良由此也。其虻虫水蛭之属,市有先死者,则市而用之,不在此例。只如鸡卵一物,以其混沌未分,必有大段要急之处,不得已隐忍而用之。能不用者,斯为大哲,亦所不及也。其有患疮痍下痢,臭秽不可瞻视,人所恶见者,但发惭愧凄怜忧恤之意,不得起一念蒂芥之心,是吾之志也。

夫大医之体,欲得澄神内视,望之俨然,宽裕汪汪,不皎不昧。省病诊疾,至意深心;详察形候,纤毫勿失;处判针药,无得参差。虽曰病宜速救,要须临事不惑,唯当审谛覃思,不得于性命之上,率而自逞俊快,邀射名誉,甚不仁矣。又到病家,纵绮罗满目,勿左右顾眄;丝竹凑耳,无得似有所娱;珍馐迭荐,食如无味;醽醁兼陈,看有若无。所以尔者,夫一人向隅,满堂不乐,而况病人苦楚,不离斯须,而医者安然欢娱,傲然自得,兹乃人神之所共耻,至人之所不为。斯盖医之本意也。

夫为医之法,不得多语调笑,谈谑喧哗,道说是非,议论人物,炫耀声名,訾毁诸医,自矜己德。偶然治瘥一病,则昂头戴面,而有自许之貌,谓天下无双,此医人之膏肓也。老君曰:人行阳德,人自报之;人行阴德,鬼神报之;人行阳恶,人自报之;人行阴恶,鬼神害之。寻此二途,阴阳报施,岂诬也哉?

所以医人不得恃己所长,专心经略财物,但作救苦之心,于冥运道中,自感多福者耳。又不得以彼富贵,处以珍贵之药,自炫功能,谅非忠恕之道。志存救济,故亦曲碎论之,学者不可耻言之鄙俚也。

2. 医家五戒十要(明·陈实功)

(1)五戒

一戒:凡病家大小贫富人等,请视者便可往之,勿得迟延厌弃,欲往而不往,不为平易。药金毋论轻重有无,当尽力一例施与,自然生意日增,毋伤方寸。

二戒:凡视妇女及孀妇、尼僧人等,必候侍者在旁,然后入房诊视,倘旁无伴,不可自看。假有不便之患,更宜真诚窥视,虽对内人不可谈此,因闺阃故也。

三戒:不得出脱病家珠珀珍贵等送家合药,以虚存假换。如果该用,令彼自制入之,倘服不效,自无疑谤。亦不得称赞彼家物色之好。凡此等非君子也。

四戒:凡为医者,不可行乐登山,携酒游玩,又不可片时离去店中。凡有抱病至者,必当亲视,用意发药。又要依经写出药帖,必不可杜撰药方,受人驳问。

五戒:凡娼妓及私伙家请看,亦当正己,视如良家子女,不可他意儿戏,以取不正,视毕便回。贫窘者,药金可璧,病回只可与药,不可再去,以图淫邪之报。

(2)十要

一要:先知儒理,然后方知医业。或内或外,勤读先古明医确论之书,须旦夕手不释卷,一一参明,融化机变,印之在心,慧之于目。凡临证时,自无差谬矣。

二要:选买药品,必遵雷公炮炙。药有依方修合者,又有因病随时加减者。汤散宜近备,丸丹须预制,膏药愈久愈灵,线药越陈越异。药不吝珍,终久必济。

三要:凡乡井同道之士,不可轻侮傲慢。与人切要谦和谨慎。年尊者恭敬之,有学者师事之,骄傲者逊让之,不及者荐拔之。如此自无谤怨,信和为贵也。

四要:治家与治病同。人之不惜元气,斫丧太过,百病生焉。轻则支离身体,重则丧命。治家若固根本,而奢华费用太过,流荡日生,轻则无积,重则贫窘。

五要:人之受命于天,不可负天之命。凡欲进取,当知彼心愿否,体认天道顺逆。凡顺取,人缘相庆;逆取,子孙不吉。为人何不轻利远害,以防还报之业也?

六要:凡里中亲友人情,除婚丧疾病庆贺外,其余家务,至于馈送往来之礼,不可求奇好胜。凡餐只可一鱼一菜,一则省费,二则惜禄,谓广求不如俭用。

七要:贫窘之家及游食僧道、衙门差役人等,凡来看病,不可要他药钱,只当奉药。再遇贫难者,当量力微赠,方为仁术。不然,有药而无伙食者,其命亦难。

八要:凡有所蓄,随其大小,便当置买产业,以为根本。不可收买玩器及不紧物件,浪费钱财。又不可做入银会、酒会,有妨生意,必当一例禁之,自绝谤怨。

九要:凡店中所用各样物具,俱要精备齐整,不得临时缺少。又古今前贤书籍,及近时名公新刊医理词说,必寻参阅,以进学问。此诚为医家之本务也。

十要:凡奉官衙所请,必当速去,毋得怠缓。要诚意恭敬,告明病源,开具方药。病愈之后,不得图求匾礼,亦不得言说民情,致生罪戾。闲不近公,自当守法。

3.《伤寒论》序(东汉·张机)

论曰:余每览越人入虢之诊,望齐侯之色,未尝不慨然叹其才秀也。怪当今居世之士,曾不留神医药,精究方术,上以疗君亲之疾,下以救贫贱之厄,中以保身长全,以养其生。但竞逐荣势,企踵权豪,孜孜汲汲,惟名利是务;崇饰其末,忽弃其本,华其外而悴其内。皮之不存,毛将安附焉?卒然遭邪风之气,婴非常之疾,患及祸至,而方震栗,降志屈节,钦望巫祝,告穷归天,束手受败。赍百年之寿命,持至贵之重器,委付凡医,恣其所措。咄嗟呜呼!厥身已毙,神明消灭,变为异物,幽潜重泉,徒为啼泣。痛夫!举世昏迷,莫能觉悟,不惜其命,若是轻生,彼何荣势之云哉!而进不能爱人知人,退不能爱身知己,遇灾值祸,身居厄地,蒙蒙昧昧,惷若游魂。哀乎!趋世之士,驰竞浮华,不固根本,忘躯徇物,危若冰谷,至于是也!

余宗族素多,向余二百,建安纪年以来,犹未十稔,其死亡者,三分有二,伤寒十居其七。感往昔之沦丧,伤横夭之莫救,乃勤求古训,博采众方,撰用《素问》《九卷》《八十一难》《阴阳大论》《胎胪药录》,并平脉辨证,为《伤寒杂病论》,合十六卷。虽未能尽愈诸病,庶可以见病知源。若能寻余所集,思过半矣。

夫天布五行,以运万类,人禀五常,以有五脏。经络府俞,阴阳会通,玄冥幽微,变化难极,自非才高识妙,岂能探其理致哉!上古有神农、黄帝、岐伯、伯高、雷公、少俞、少师、仲文,中世有长桑、扁鹊,汉有公乘阳庆及仓公,下此以往,未之闻也。观今之医,不念思求经旨,以演其所知,各承家技,终始顺旧。省病问疾,务在口给,相对斯须,便处汤药。按寸不及尺,握手不及足,人迎趺阳,三部不参,动数发息,不满五十,短期未知决诊,九候曾无仿佛,明堂阙庭,尽不见察,所谓窥管而已。夫欲视死别生,实为难矣!

孔子云:生而知之者上,学则亚之。多闻博识,知之次也。余宿尚方术,请事斯语。

第十章　中医药文化的未来使命

人类在进步,科学在发展,时代在前进。古老的中医药文化还能否适应社会的发展?还能否为人类的健康事业做出贡献? 回答是肯定的,因为人类对人体及其生命的认识还知之甚少,人类在人体的健康和疾病面前并没有获得多少自由,人类在认知人体这个奥秘无限的自然体的道路上,还有着漫长的、无休止的历程。人类为了自己的健康必须利用一切积极因素,中医药文化是人类健康事业发展需要的优秀文化,必将继续为人类的健康事业做出特有的贡献。

第一节　人类的健康事业需要多种文化

一个人生命、生存和生活的自然目标是健康地、尽可能长时间地活着,人类健康事业的社会目标是全人类都幸福地生活着。这是一个浩大而复杂的社会实践工程,是一种践行多种优秀文化的社会实践系统,在这个文化体系中,医药文化是重要的构成因素。在医药文化因素中,不仅需要现代医药文化,也需要传统医药文化。

一、人类健康事业的发展方向

健康事业是指社会为全体成员保持身体健康而进行的社会实践。健康事业有以下几层含义:健康事业是一种社会实践,是社会事业的重要组成部分;健康事业是社会全体成员共同参与、共同践行的事业;健康事业是一种特殊的事业,其特殊性在于这个事业不以创造和消费物质资料为目标;健康事业是人类最崇尚的事业,是一个没有实践模式的事业。

我国党和政府非常重视人民的身体健康,把国民的健康事业摆在国家发展事业的重要位置。2016年10月,中共中央、国务院印发《"健康中国2030"规划纲要》,将我国的健康事业纳入建设新时代中国特色社会主义事业的重要战备布局。

健康事业不等于医疗卫生事业,两者之间既有着本质的区别,又有着复杂的联系。其一,医疗卫生事业是健康事业的重要组成部分,医疗卫生事业的社会实践要承担社会健康事业的重要任务,但不是社会健康事业的全部;其二,医疗卫生事业的实践主体是医药卫生技术人员及其管理者,实践对象是社会成员机体的健康和疾病;其三,健康事业的实践主体是社会成员的每一个人,实践对象是实践者自己;其四,医疗卫生事业需要专业文化的指导和引领,其专业文化是医药学,专业文化武装医疗卫生事业是实践主体,医疗卫生事业是实践主体践行专业文化的社会实践;其五,健康事业需要多种文化的综合运用,其中主要有生命、人体、自然、社会、心理、行为等关于人的多种文化;其六,健康事业的实践效益与社会成员了解、理解和践行上述文化的程度成正比。

人类健康事业由世界上不同国家、不同社会的健康事业组成,不同的国家、不同的社会、不同文化环境条件下的健康事业的实践方式不尽相同。但是,从近年来人类对自身健康认识变化的情况看,人类健康事业呈现如下几点发展趋势。

其一,社会民众的健康事业不是主要依靠社会医疗卫生行业所能解决的问题,而是需要动员全社会的人共同参与、共同努力、共同践行优秀健康文化的社会实践。

其二,社会民众逐渐认识到,个人的健康不能主要依靠社会的医疗来保障,而是主要依靠个人的健康意识支配,而良好的健康意识来源于对优秀健康文化的了解、理解和努力践行。

其三,社会民众对自身健康愿望的目标已发生变化,已经由原来的依靠医疗卫生技术作保障,向依靠提高自我健康意识、践行优秀健康文化、提高自身身体健康素质的方向发展。

其四,社会卫生事业已出现由以医疗为主向以预防为主方向发展的趋势。

二、人类对人体的认识还知之甚少

1. 健康行动的前提是正确认知人体

健康事业的核心是怎样才能使人们尽可能长时间地保持健康身体,这是社会健康事业的核心问题,也是每个人最关注的问题,解决好这个问题的前提是对人体正确认知和了解。如果人们对人体、生命、健康和疾病获得了相对正确的认知,社会的各级行政机构能够制定出符合民众健康事业发展的政策和策略;社会健康事业管理机构则能更有效、更科学地引导和管理社会健康实践;社会每个成员相对正确了解自我机体的生理知识、活动规律和各种状态,就会使自己的一切行为,都以适应自我机体需要而从事各项活动,保持活动的规律性,从而获得保持健康身体的效益。

如果人们不了解人体的生命、健康和疾病,或者将有限的知识认为是对人体绝对正确的认识,那么社会的健康行动就不一定有利于人体的健康,社会健康事业则可能失去正确的方向,最终不利于社会事业的发展;如果健康行动中个体的人不注意学习和了解关于自我身体的知识,其个人一定不知道怎样爱惜自己的身体,更不知道怎样有规律地生活,不知道怎样保持健康的身体,或者道听途说,不加分析地盲目采取所谓的健康行动,最终不能实现个人保持健康身体的愿望。

2. 人体是一个奥秘无穷的有机体

人类自从进入精神文化启蒙时代开始,就启动了认识人体自身的艰难历程。一万年过去了,人类已经在一定程度上获得了关于人体的多层次、多方面的知识,但是这些知识相对于人体本身,相对于人类对自身健康的需求,还远远不够,因为人体是一个具有复杂结构与功能的自然体,是一个奥妙无穷的具有自然和社会双重属性的有机体。

从人体的自然属性看,人体是这个地球上最高级的自然体;从人体生命的进化历程看,人类的生命进化至少经历了近百万年历程;在进入人类以前,从动物生命开始计算,至少又有数千万年的历程;再从地球上开始有生命算起,至今至少已有数亿年的历程。数亿年的生命历程,使人体逐渐进化为一个地球上最难以把握、最难以求知的自然体。而人类对人体的认知,从启蒙时期算起最多只有一万年,一万年的认知欲搞清楚经历了数亿年进化而形成的人体,谈何容易。

在自然界面前,人类的认识能力是有限的。人类永远不可能完全把握客观事物,人类对客观世界的正确认知,只是无休止地接近,而不是彻底地把握。

人体又是这个客观世界最复杂、最高级的自然体,人类在人体这个最神秘的自然体面前获得的知识还很少。现代医学注重从人体的实质结构及其功能活动指数的测量把握人体,但是人体的物质结构是无限可分的,人们在相对的时间内只能在有限的人体结构的层次认知人体。中医药文化却注重从人体的功能活动认知人体,中西医对人体认知的角度不同,中西医药文化对人体的认知,都是人类向人体无休止地接近。

从人体的社会属性看,人的社会存在、社会交往、社会生活等都可以通过人的心理活动环节影响人体的生理活动,从而对人的健康造成一定影响。人的心理活动是一个最难以把握的客观现象,同等程度的不正常的心理活动表现在不同人的身上,对人体的生理活动可能造成不同程度的影响。更为困难的是,心理活动对人体生理活动造成的影响,目前还不能借助科技手段进行准确、严格的量化测试。

3. 人类对人体已有的认知

人类从一万年前的启蒙时代就开始了有目的的主动认识人体的活动。由于人类不同的社会群体分别处在不同的生产力和科学条件下,由于人们在不同的历史时期处在不同的文化环境中,人们对人体认识方式也不相同,人类在认识人体道路上所创造的关于人体、生命、健康和疾病的文化也不同,不仅文化的形态不同,认识的深度、广度和正确程度也不同,文化的风格和表现形式都可能不尽相同。

我国的社会健康事业处在现代科学文化和中国传统文化共存的环境之中,我国民众所接触的关于人体认知的文化主要有现代医学文化、中医药文化和人类生命文化等。现代医学文化是由西方近代医学发展而来的,近代医学关于对人体的认识是在近代自然科学的基础上形成和发展的,主要基础文化有生物学、进化论、动物学等;现代医学受到西方自然科学构造性自然观的影响和制约,主要从人体的实体物质结构认识人体,最初是从人体形体结构认识人体,继之深入到人体内部器官层面,又发展到组织层面,再向内发展到细胞层面,目前是在分子层次认识人体,在分子层面解释所有的人体生命、健康和疾病现象;西方近代医学乃至现代医学正是在西方近代以来关于人体认知的基础上,以此为核心建立起了人体医学;尽管现代医学将认识人体的层次深入到分子层次,现代医学仍然难以解决许多疾病问题,面对未来的人体健康目标,现代医学还有着无数的难题,人们仍然需要无休止地认识人体。

在人类精神文化启蒙时代,我们的祖先就开启了认识自我身体的历程,使我们庆幸、自豪的是,中华祖先认识人体的文化融入了中华文化的大系统中,中华文化没有因社会战乱而经受断代的摧残,中华民族沿着祖先对人体的认识而代代相传,代代相接,使中医药文化关于人体的认知保持一贯的认知思路。中医药文化认识人体的文化基础,是中国传统文化关于自然和社会的知识;受中国传统文化的影响,古代中医药人没有主要从人体的结构认识人体,而是主要从人体整体功能活动层面认识人体,是在人体活动状态下,依据人体表现于外的信息,揣摩人体内部的结构与功能;中医学关于人体的认知形成的藏象、经络、气血精液学说是中医学关于人体理论的基础。

除医药学专业文化以外,现代人类学、生物遗传学、生命科学等学科也都涉及了关于人体的研究,都是人类从不同角度运用不同方法展开对人体及其生命的认识。无论是近代医学、现代医学,还是优秀的中国传统医药文化,还包括现代人类学、生命科学等,都是人类继续向人体奥秘进军的文化基础。人类发展健康事业的重要任务之一,就是充分利用人类已获得的人体健康文化,一方面充分利用各种健康文化的优势,切实践行优秀健康文化;一方面充分借鉴各种健康文化的认知特长,在认识和解决人类健康和疾病问题的新的实践中探索人类健康之路。

三、充分利用各种健康文化

人类为了自己的健康不能只依靠一种文化,因为人的机体太复杂、太神秘了。人们如若在不太了解人体的情况下,只相信一种文化、一种医药学,并且主要依靠单一的文化认识和医药知识解决自身的健康及疾病问题,必然失去许多获得有利于自身健康的知识、理论和技术的机会,自然就不利于自身健康管理的实际行动。

人类关于自身健康的文化、关于人体的认知多种多样。以创造文化的历史年代划分,有史前文化的传说,有古代人的认知,有近、现代人的探索;以创造文化的民族划分,世界上各个民族都有体现本民族特色的关于自身健康的理念、知识或技艺;以文化表现形式的形态划分,有西方医药文化,包括近、现代医药学,有以中医药文化为代表的东方健康文化等。

不论哪一种关于健康的文化,都是特定的群体或个人在特定的历史阶段、特定的生产力水平和科技条件下、特定的文化环境中,经过各不相同的实践过程和认知思维模式创造的文化,每一种文化内容都不可能完全彻底地把握人体及其健康,都有不同程度的局限性,同时也免不了其中有许多错误的认知,错误的理念、理论,甚至有不利于人体健康的理念或技艺等。如果人们的思维僵化,固守某一种文化,并且自认为是科学的,必然不利于社会健康文化的发展。

人类在抗击疾病和寻求健康的实践和探索中已创造了多种文化,因为寻求健康身体和摆脱疾苦是人类仅次于温饱的第二大生存、生活的自然目标。在精神文化启蒙以前的数十万年间,人类只有被动地忍受疾病的折磨。人类一旦开始主动认识客观世界,就引发了脱离疾苦的愿望,开始寻找引起疾苦的原因和摆脱疾苦的办法,并一刻不停地付之实施。进入文明时代以来,人类的不同民族,在不同的地域,借助不同的文化,进行了同一问题的思考和实践,创造了具有不同表现形式、不同内容的健康文化。

尽管人类认知人体健康和疾病已经经历了近万年的历史,创造了浩如烟海的健康文化,在人类健康事业的实践面前,仍然满足不了需要,即使将世界的优秀健康文化都加在一起或者整合为一个具有整体联系的文化体系,也远不能满足人类健康事业实践的需要。因此,人类在未来健康事业的实践中必然要充分利用各种健康文化的优秀成分,充分肯定和接受人类已创造的健康文化,并运用于社会健康行动的实践中。

第二节　中医药文化的生命活力

中医药文化是中华民族在抗击疾病和寻求健康的长期实践中,创造和利用的健康文化。它历经五千多年,在科学技术高度发达的现代文化环境中,仍然保持着强劲的生命活力,充分体现了中医药文化的优秀特质。

一、实践证明的优秀健康文化

1. 源于民间的健康文化

中医药文化不是理论家推理出来的,而是我们的祖先在生存和生活中,经长期思考并付之实际操作而逐渐积累经验的升华。其一,中医药文化源于民间,源于实践。我们的祖先在劳动和生活中发现身体的不适,就在劳动和生活的过程中寻找原因,再在劳动和生活的过程中调整和纠正。其二,中医药文化构成元素的始创者都是工匠,是社会基层的劳动者。有以问病诊疾的"医工",他们的足迹遍布中华大地,他们的医理和技艺涉及社会的各个阶层,他们是中医药文化的创始者和践行者;有采药、炮制药材的"药工",他们跋山涉水去采药、认药、制药,为民众的健康做着最艰苦的劳动,同样是中医药文化的始创者;还有一种专门从事操作性技艺的"技工",他们有的辅助医生诊疾调药,有的从事针灸、推拿等。这些不同的工匠们将他们劳作的过程,包括操作性劳动和思索性脑力劳动的过程及思考,借助语言或文字传达给他人时,就成为具有社会特征的文化了,这是纯正的源于实践的健康文化。其三,中医药文化受到我国古今社会全员的关注。人人都在思考健康,人人都在防病,人人都在寻找摆脱身体不适的办法,一旦某个人获得一点抗病、保健的经验,很快就会传播到社会,或被他人借鉴,或被医药人吸收。从某种意义上说,中医药文化就是民间大众文化。

2. 迎难而进的健康文化

中医药文化从萌发到形成,再从形成到繁荣,一直处在不断发展之中,是中国古代社会唯一的健康文化,社会上所有的关于健康和疾病问题都依靠其解决。中医药文化发展史清楚地记载着,每当社会出现重大医学难题,当时的中医药人就运用中医药文化,结合当时的具体情况解除民众的疾苦,保障民众的安康,推动社会的发展。中医药文化几次重大发展,如两汉时期、宋金时代、明末清初等,都是一代又一代中医药人迎难而进,在健康事业的第一线创造了医学奇迹,推动了中医药文化的发展。

3. 经受实践检验的健康文化

中医药文化之所以优秀,之所以历久不衰,是因为它始终受到实践的检验。医药文化活动是特殊的社会实践,它以能否实际解决社会健康和疾病问题为检验标准。中医药文化的理论、观念、理念、学说的科学性和指导意义,都是在实践经验的基础上逐渐升华的,又必须接受新的实践考验和验证;每一个临床中医生对每一个患者做出的判断正确与否,都要受到治疗效果的检验;诊治过程开具的治病药方得当与否,只有用药后的效果才能证明。中医药文化从实践经验中来,经过思维的升华,又得到实践效果的检验,牢牢地扎进客观实践的根基,是中医药文化优秀特质的基础。

4. 支撑国强民壮的健康文化

中华民族之所以在中世纪屹立于世界民族之林,创造出领先于世界的先进生产力,创造出领先于世界的古代科学技术,成为世界强国,其中一个重要因素就是中华民族健康的体魄。中医药文化正是为中华民族健康体魄起着支撑作用的社会文化。

二、科学、合理的健康文化

中医药文化之所以历经数千年而仍具生命力,是因为其中关于健康及疾病问题的解释符合科学原则,具备优秀文化的合理成分。站在人类未来健康问题面前,面对人类未来的健康需求,中医药文化仍然具备科学和合理的基本条件。我们应当这样思考关于健康文化的科学性问题。

1. 科学性是相对的

"科学"一词,我们可以从两个方面理解:其一是指一种具体的科学形式,如近代科学、现代科学、物理科学、生命科学等;其二是指科学性,当人们在评估一种理论、一个学说或一种文化体系时,总以其是否具有科学性来评价,而这里所谓的"科学性",实质上是指是否合理之意。我们不应当滥用"科学"一词,尤其不能以某一种具体科学文化的形式、内容或水平为标准,去衡量其他文化,去评判其他文化。近年来有一种思想观念,习惯于用近代西方自然科学和现代科学的标准来衡量传统科学文化。其实,不同时代、不同生产力水平、不同民族文化环境创造的文化,不应当用同一标准来衡量。

2. 应当以是否正确认识人体及其健康为标准

客观世界是实实在在的客观存在,人的认识能力、认识方式和认知水平总是在不断深入。在人类健康事业的进程中,在认识人体、生命、健康和疾病的实践中,应当以其是否相对正确地反映人体、生命、健康和疾病的本质,反映这些问题的规律和联系为标准。只要是对人的健康问题相对正确地反映,或者其中有部分具有正确性,就应认为具有合理的成分。科学性和合理性的本质内涵是符合客观实际,就是正确性。

3. 中医药文化对人体的认知没有过时

以中医药学为主体的中医药文化虽然是中华民族在古代中国传统文化的环境中对人体、生命、健康和疾病认识的反映,但是,面对人类现在和未来的健康,中医药文化并不过时,并不是不需要,而是仍然可以发挥特有功能,焕发出生命的活力。

4. 人体是相对稳定的自然体

这里需要特别说明的是,中医药文化在古代认知的人体,至现在并没有发生本质性的变化。从中医药学形成到目前,只有二千五百多年。相对于六七十万年的人类人体进化,再相对于数百万年类人猿的机体进化,如果说人类自从脱离动物后的数十万年间,人的机体结构与功能没有发生本质性的变化,那么人体在两千多年来是不可能发生重大变化的。在科学发达的今天,也没有发现关于人体结构与功能变化的研究资料的证明。既然作为医学文化对象的客体,人体相对于创造中医药文化的时代没有本质性的变化,那么,两千多年以来中华民族对人体健康问题的认知就不过时。

5. 优秀的健康文化不能丢失

如果人类在未来的健康行动中抛弃所谓古老的、传统的医药文化,只认可现代医药学,可供选择的余地则太局限;如果人们在没有能力彻底把握人体,没有能力确认哪一种医药学文化是人类健康行动唯一需要的文化,人们就没有理由在未来的健康行动中排斥对人体健康有益的文化;如果人们以某种医药文化为衡量标准,只践行一种医药文化,久而久之,社会上就已经没有了运用传统而有效的医药文化认识并解决健康和疾病问题的群体,这种古老的医药文化就"死"了。当人们醒悟时再想找回那种医药文化,就已经来不及了。

三、适应时代需要的健康文化

人类未来的健康事业需要什么样的健康文化,首先取决于人类对未来人体健康的目标需求。人类对未来健康的需求应当是身体健壮,具有较强、较完备的抗疫能力,少得病,甚至不得病,有病早知道;其次社会民众应当了解如何才能使自己保持健康的身体,了解有关疾病的知识;最后是医药专业人员提供的关于健康的文化,应当通俗易懂、易行、有效。

古老而传统的中医药文化也可以与时俱进。文化的与时俱进不是以创造文化的时间先后而论的,而是以这种文化能否解决现时代和未来时代人们社会实践的实际问题,能否推动相关领域事业的发展而论的。中医药文化虽然创造于距今两千多年以前的古代,但它所涉及的社会实践、所指导的人们的健康行动却是现时和未来人们所需要的。

中医药文化虽然属于古代传统文化,但是面对目前及未来的健康和疾病问题,却能够以其特有的理论、理念和技术解决问题,可以医治许多现时医疗技术暂时不能医治的疾病问题;面对现在和未来的健康行动,中医药文化仍然能有效引导民众如何生活,如何适应大自然,如何保持健康的身体。应该说,中医药文化能够在未来的健康事业中发挥积极作用,中医药文化是可以与时俱进的。

中医药文化是人类未来健康事业需要的优秀健康文化,是我国民众健康行动不可或缺的医药文化。中医药学关于人体、生命、健康和疾病的文化,包括理论、理念、知识和实践体系等,从一个独特的认知视角,在一定程度上相对正确地反映了人体健康的本质、规律和联系;中医药文化与民众的生存、生活密切相连,民众喜闻乐见,容易理解,便于实践。

中医药文化能够走向未来,能够与时俱进,在于中医药学将人体这个研究对象置于了人体生存和生活的环境,将人体作为大自然体系和社会环境中的一个组成分子,将人体看作一个生命活动着的、动态的、有思想、有情感的有机体,基于此的中医药文化必然适应未来健康事业的需要。只要人类在大自然和社会环境中生存并生活着,由此而引起的关于人体的健康行动就需要中医药文化的参与和引导。

第三节　在寻求健康的探索中践行中医药文化

人类的健康事业是以人的个体为单位实践的，健康行动需要每个人自觉践行健康文化；人类的健康又是社会活动的重要内容，健康事业需要全社会弘扬优秀健康文化；健康事业还是国家的大事，人民的健康关系到国家的强盛。

1. 国家战略

中华民族要实现伟大复兴，创造领先于世界的生产力水平、科技成果和繁荣文化，开创新时代中国特色社会主义事业，中华民族的全民健康是其基础。没有全民族整体上的身体健康，一切都是空谈，一切都难以实现。因此，我国党和政府始终把全国各族人民的健康置于重要地位。

为了加快我国人民健康事业的发展，有效而快速地提高广大民众的健康水平，党中央、国务院颁布了《"健康中国2030"规划纲要》，从国家的顶层设计具体部署了我国未来十多年的健康行动目标及实现目标的行动步骤。这是党和国家为发展我国国民健康事业表达的意志和决心。

党和国家认为，西医和中医、现代医学和传统医学都是人类在抗击疾病和寻求健康的实践中，经过漫长的积累、升华，所创造的关于人类健康的优秀文化，是人类抗击疾病的重要武器。同时认为，中医药文化是中华民族五千多年以来探索健康实践的经验积累和思维升华的结晶，是指导健康行动行之有效的文化。在我国的健康行动中，应坚持中西医药文化并重。

我国当前正掀起弘扬中国传统文化的热潮，全国人民都在以极大的热情在各行各业践行中国传统文化，用中国传统文化的精神规范人们的社会行为、举止。中医药健康文化是在生活的实践中总结的行为、举止和规范，是最有说服力的保持健康身体的行为、举止和规范，也是最具活力的中国传统文化。

我国正在建设新时代中国特色社会主义卫生健康事业，"特色"从何体现？完全依照西方近代以来的医药文化构建中国的卫生健康事业，绝不可能体现中华民族的特色。中国社会的健康事业只有体现中华民族的特有智慧，体现中华文明，表现出在认知大自然、人体、生命、健康、疾病及它们之间的必然联系，在寻找人体健康的探索中展现中国人的特有才能，充分吸收现代医药学文化，吸收人类学、生命科学研究的成果，方能构建具有中国特色社会主义卫生健康事业体系。

2. 社会风尚

构建我国新时代中国特色社会主义卫生健康事业体系，是以优秀的健康文化引领社会健康行动,是在全社会形成崇尚和践行优秀健康文化的社会良好风尚,是促进健康事业"健康"发展的关键。

其一,应当形成崇尚优秀健康文化的社会理念。什么是优秀健康文化？我们不能认为凡是用"养生""保健""防病"等字眼冠名的广告、宣传、商品、演讲等都有利于健康。社会上常有人借"健康""养生"之名,行虚假、骗财之实;有人假冒"祖传"中医,在没有取得合法行医资格的情况下,肆意吹嘘医技水平;有人借弘扬中医药文化为名,引用中医药名词、术语,引诱民众买药、买保健品等。这些行为举止严重干扰着社会健康事业的良性发展。诚然,判定健康文化是否优秀,目前确实难以找到统一的标准,但是社会层面应当形成一个由什么样的专业性群体承担引领社会健康文化发展方向的理念。

其二,中医药专业群体是引领社会健康文化活动良性发展的生力军。现在和未来的中医药专业技术人员是践行中医药文化的主体,是解读古代中医药健康知识、理念、理论和技术的专业群体。他们首先抛弃私欲,以"但愿世间人无病,何惜架上药生尘"的职业情操,向民众宣传和解释历代中医药名家关于保持健康身体的正确理念、知识和技艺。

其三,中医药专业人员应当成为践行优秀健康文化的带头人。中医药人应以自己践行健康文化的行为举止为民众做示范,不能吹嘘行事;中医药人应当成为优秀健康文化的守护人,同社会上一切歪曲传统文化精神的行为斗争;中医药人应当实事求是地评价中医药文化,承认中医药文化的某些局限性,吸收现代科学文化的优点和长处。

其四,社会有关部门应当遵循健康文化活动固有的规律,规范社会健康行动。

3. 人人践行

社会健康事业是一个庞大的实践体系,这个体系有无数个最小单位,即个体的自然人,无数个自然人经过有机组合而形成社会健康事业的实践体系。

社会健康事业发展方向的一个重要趋向,是社会上所有具有正常认知思维的成员,都能在一定程度上了解、理解和掌握关于人体健康的知识及技能,以有效支配自己的行为和举止,使自己的一切活动都能最大可能地满足自我机体健康的需要,因为社会健康的目标是靠每个人的健康行动实现的。

参考文献

[1] 陈昌曙. 自然科学的发展与认识论[M]. 北京:人民出版社,1983.

[2] 钱学森. 关于思维科学[M]. 上海:上海人民出版社,1986.

[3] 潘吉星. 李约瑟文集[M]. 沈阳:辽宁科学技术出版社,1986.

[4] 汪茂和. 中国养生宝典[M]. 2版. 北京:中国医药科技出版社,1998.

[5] 杨善民,韩锋. 文化哲学[M]. 济南:山东大学出版社,2002.

[6] 方汉文. 比较文化学[M]. 桂林:广西师范大学出版社,2003.

[7] 姜守明,洪霞. 西方文化史[M]. 北京:科学出版社,2004.

[8] 王庆宪. 中医思维学[M]. 北京:人民军医出版社,2006.

[9] 张岂之. 中国传统文化[M]. 3版. 北京:高等教育出版社,2010.

[10] 王庆宪,王海莉,王海东. 中医思维学[M]. 郑州:河南科学技术出版社,2014.

[11] 马伯英. 中国医学文化史[M]. 上海:上海人民出版社,2020.

[12] 王海莉,李根林. 中医药文化探微[M]. 郑州:河南科学技术出版社,2021.